Dr. Michael Despeghel-Schöne

FITNESS FÜR FAULE SÄCKE

Dr. Michael Despeghel-Schöne

FITNESS FÜR FAULE SÄCKE

Das Präventivprogramm für alle, die
müssten, aber nicht wollen!

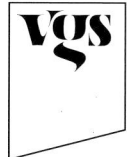

INHALT

VORWORT

Sie wissen schon lange, dass Ihnen mehr Bewegung gut tun würde? Aber wie so oft verhält es sich nach dem Prinzip: Der Geist ist willig und ... na, Sie wissen schon. Einmal ist das Wetter zu schlecht, ein andermal der Bauch zu voll und dann wieder fühlt man sich einfach zu erschöpft? Da haben wir ihn auch schon, den Schweinehund, der Ihnen in diesem Buch noch öfter begegnen wird und bis jetzt bei Ihnen zu oft zupackte – warum sonst halten Sie dieses Buch schließlich in den Händen? Ich hole Sie dort ab, wo Sie der Schweinehund sitzen gelassen hat: auf dem Sofa, vor dem Fernseher oder im Bett. Und ich gebe Ihnen Informationen rund um die Gesundheit und eine Richtschnur an die Hand, wie Sie Ihr Bewegungsdefizit selbstbestimmt und an Ihre eigenen Bedürfnisse angepasst beheben können.

In kleinen Schritten zur großen Fitness? Geht das überhaupt? Ja! Aktiv sein ist schließlich nicht gleichbedeutend mit hartem Training und Leistungssport. Denn jede verbrannte Kalorie zählt, jeder Frischluft-Kick schickt uns frischer durch Stress und Routine. Und auch das eine oder andere Pfündchen werden Sie mit Sicherheit verlieren, wenn Sie konsequent Ihre Bewegungsspielräume nutzen. Denn ohne Umschweife: Bewegung ist das A und O für Ihre Gesundheit. Aber wie und wo können Sie am besten die Gesundheit pflegen? Von Aerobic bis zum Gewichtheben stehen Ihnen alle Türen – vor allem die der Fitness-Studios – offen. Aber es geht auch einfacher.

Mit minimalem Aufwand maximalen Erfolg erreichen: Wer so seine Faulheit definiert, den können wir nur unterstützen: Stehen Sie dazu und ökonomisieren Sie den Aufwand, den Sie für Ihre Gesundheit betreiben möchten! Dazu braucht man allerdings einige Hintergrundinformationen. Daher liefern wir Ihnen auch ein wenig Theorie, wie Ihr Körper in der Bewegung arbeitet.

Es gibt nichts Schlimmeres als verkniffene Walker oder Läufer, die immer im Kampf mit sich selbst und der Welt sind. Also, über Bord mit dem *Pflicht*programm! Wenn Sie Sport machen, ist das jederzeit eine Kür ... wenn Sie sich erlauben, flexibel mit Programmen umzugehen. Denn was wir vorschlagen, sind nicht die in Stein gemeißelten zehn Gebote der Sportmedizin, sondern es ist schlicht und ergreifend eine Richtschnur. Wenn widrige Umstände Sie eine Woche am Schreibtisch festnageln, fangen Sie danach einfach wieder dort an, wo Sie aufgehört haben.

Uns geht es darum, Ihnen etwas von den vielfältigen Möglichkeiten aufzuzeigen, wie Sie im Alltag Ihre Fitness verbessern und mehr Aktivitäten in Ihren Tagesablauf einbringen können. Und wir möchten Ihnen zeigen, dass die meisten Veränderungen zunächst einmal **kleine** Schritte sind. Die Latte liegt nicht so hoch, wie man meistens denkt. *Bewegung* und *Ernährung* sind als die zwei Säulen wichtig, auf die sich unsere Zukunft stützt und – hängen wir es ruhig nicht nur so hoch auf – als die Rädchen, an denen wir ein bisschen drehen können, wenn es uns im Alltag einmal zu unwohl wird. Zu beiden Themen werden Sie also im Folgenden zu lesen bekommen. In diesem Sinne: Viel Spaß beim Umdenken und aktiv werden!

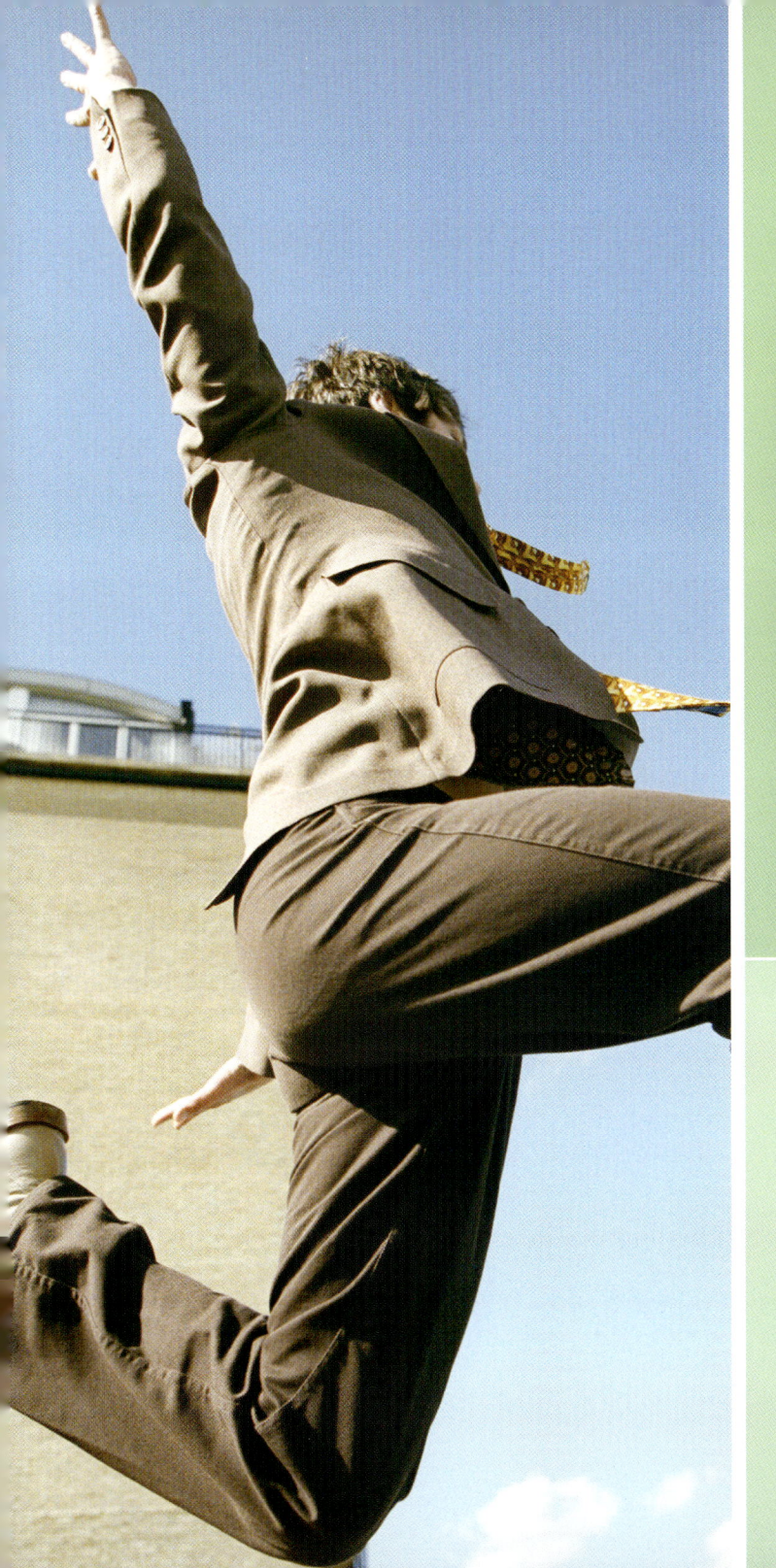

FITNESS – LIFESTYLE, MODETREND … ODER NOTWENDIGKEIT?

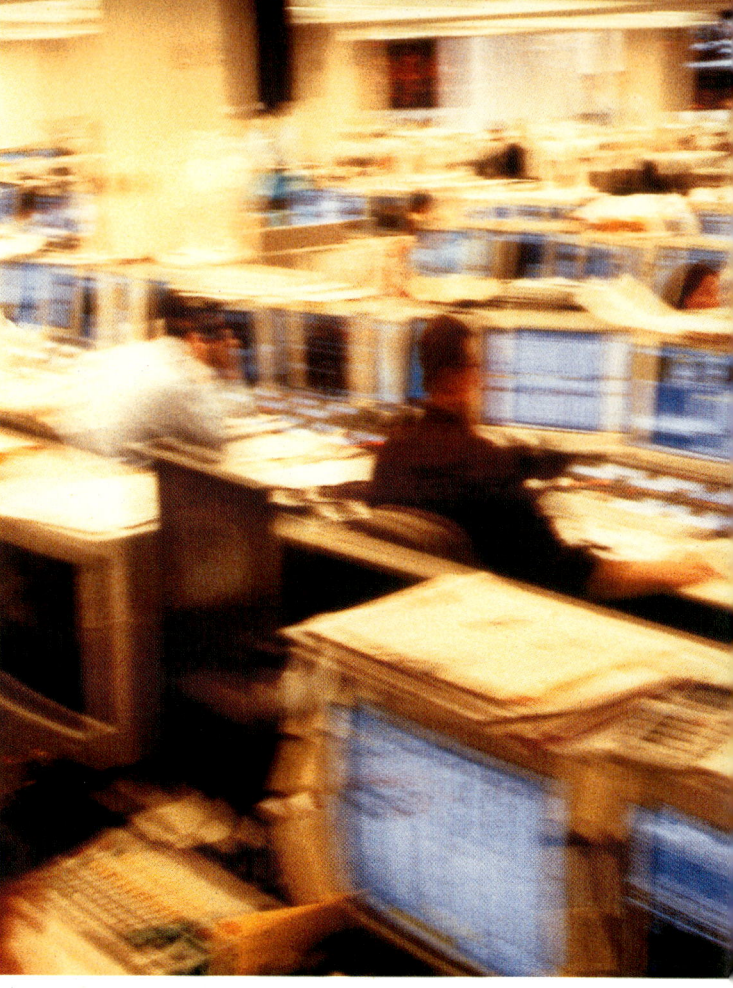

Die tägliche Bewegung des modernen Menschen konnte erfolgreich reduziert werden.

Eigentlich möchten Sie etwas für Ihre Gesundheit tun, nicht wahr? Warum auch sonst würden Sie dieses Buch in den Händen halten. Und Sie haben ja auch Recht, denn es ist wohl kaum zu bestreiten, dass unsere Gesundheit ein kostbares Gut ist. Schön, wenn ausreichend davon zur Verfügung steht - noch. Und was, wenn das irgendwann in ferner Zukunft nicht mehr der Fall sein sollte ...?
Die Pflege von Gesundheit und Wohlbefinden ist einfach schlecht platziert, falls sie – wenn überhaupt – nur im allerletzten Winkel des prall gefüllten Terminkalenders landen sollte. Doch Zeit ist bekanntlich Geld und immer knapp. Und daneben gibt es reichlich weitere (Schein-) Argumente, warum der „Mensch von heute" lieber nicht das tut, was gut für ihn wäre.
Und nicht zu vergessen die Hilfsmittel des Alltags wie Autos, Aufzüge und Rolltreppen, die uns erfolgreich von ausreichend Bewegung abhalten.

DIE FITNESSKULTUR DER MENSCHHEITS-GESCHICHTE

Doch eins nach dem anderen: Zunächst einmal gilt es, sich damit auseinander zu setzen, was der Körper überhaupt braucht, damit sich der Mensch wohl fühlen kann. Begeben wir uns hierzu auf eine kleine Zeitreise in die Menschheitsgeschichte und ihre Bewegungskultur:

Vor 15 Millionen Jahren – Das Leben in freier Wildbahn

Die tierischen Vorfahren des Menschen waren vollauf damit beschäftigt, in einer ihnen keineswegs freundlich gesinnten Umwelt ihr Überleben zu sichern. Ihr größtes Kapital war hierbei ihre körperliche Leistungsfähigkeit. Ob Flucht oder Angriff, Verteidigung oder List ... Wer zur Not nicht die Beine in die Hand nehmen konnte, hatte einfach schlechte Karten, wenn es darum ging, einer der Urväter des Laptop-Users zu werden.

Vor 500 000 Jahren – Der Mensch als Jäger und Sammler

Das Leben wird einfacher für das Menschengeschlecht. Doch auch wenn sich der Mensch dank seiner Intelligenz die Vorrangstellung unter den Lebewesen gesichert hat, kommt er immer noch nicht darum herum, sich zu bewegen. Im Gegenteil: Er ist permanent auf den Beinen, das Überleben bleibt Fitnesstraining.

Heute – Der Mensch als „Microsoft-Derivat"

Es ist vollbracht! Die Krone der Schöpfung hat sich so weit von ihrer tierischen Herkunft entfernen können, dass sie ihr rein physisches Überleben durch einen minimalen Bewegungsaufwand von nur ... schätzen Sie, bevor Sie weiterlesen ... *10 bis 20 Minuten pro Tag* sichern kann. – *Sichern? Sind Sie sicher?* Ein Blick auf Körperhaltung und Krankenblatt unseres „Patienten ohne Symptome" geben näheren Aufschluss: Die Gefäße sind verkalkt, die Muskulatur schwach ausgeprägt, die Hirnleistungsfähigkeit könnte besser sein, die Leber ist vergrößert – um nur ein paar Dinge zu nennen. Lediglich die bedeutsamen Risikofaktoren für potenzielle Infarkte und andere Herz-Kreislauf-Erkrankungen sind deutlich im „positiven" Bereich. Rosige Aussichten für die Zukunft!

Die Maximierung der geistigen Arbeit geht auf Kosten der körperlichen Gesundheit, der Preis ist der Verlust der körperlichen und der seelisch-geistigen Leistungsfähigkeit. Und diese Kosten stottern wir ein Leben lang ab, bis die letzte Abschlagszahlung unser Gesundheitskonto endgültig ins Minus bringt – von Schädigungen des Haltungsapparates über Diabetes bis hin zum Krebs: Die ganze Palette der Zivilisationskrankheiten steht uns zur Verfügung. Die 300 Stunden, die sich der Durchschnittsbürger pro Jahr körperlich betätigt, reichen bei weitem nicht mehr aus, um Körper, Geist und Seele eine gesunde Zukunft zu sichern. Nachdem wir jetzt also den Computerarbeitsplatz erreicht haben, kommen wir nach 15 Jahrmillionen der menschlichen Kultur- und Bewegungsgeschichte um eine Erkenntnis einfach nicht herum:

> Bewegung ist keine Freizeit-beschäftigung, sondern biologische Notwendigkeit!

EIN BLICK IN DIE ZUKUNFT

Was die Natur nicht mehr zum Überleben von uns fordert, müssen wir uns also selbst gönnen – trotz oder gerade wegen der vollen Terminkalender, überquellenden Aufgabenlisten und Lebensroutinen, die auf ein zusätzliches Bewegungsprogramm geradezu allergisch reagieren. Der Preis, um den es geht, ist hoch: Ein gesundes und zufriedenes Leben – heute und für die Zeit des Älterwerdens – steht auf dem Spiel, denn wird ein vorausschauender Blick gewagt,

stellen sich Jedem und Jeder unweigerlich drei Fragen:

1. *Wie ALT werden wir?*
   Wer kann das schon genau beantworten? Doch Medizin und Statistik geben uns hierbei zumindest Anhaltspunkte. Den Leistungen der Medizin haben wir es im Wesentlichen zu verdanken, dass unsere Generation im Vergleich mit der unserer Großeltern eine nahezu doppelt so hohe Lebenserwartung hat. Als Mann werden Sie durchschnittlich 76 Jahre alt, als Frau können Sie

heute damit rechnen, einmal gute 82 Jahre auf Ihrem Lebenskonto zu verbuchen. Aber werden das wirklich „gute Lebensjahre"? Ein Gedankenschritt weiter, und wir sind bereits bei der nächsten Frage:

2. *WIE werden wir alt?*
   Ein hohes Lebensalter zu erreichen ist eine Sache. Ein glückliches und zufriedenes Leben im Alter zu führen ist unter Umständen eine ganz andere. Im Jahr 2010 wird die durchschnittliche Lebensspanne, auf die wir zurückbli-

Lebenserwartung um	1900	heute	2010
Männer [Jahre]	38-40	76,2	90
Frauen [Jahre]	40-45	82,5	90

Schön ist es, wenn man in fortgeschrittenem Alter noch das machen kann, was man möchte.
Die Änderung von Lebensgewohnheiten JETZT, die Ihrer Gesundheit abträglich sind, ist eine Investition in die Zeit, die noch vor Ihnen liegt.

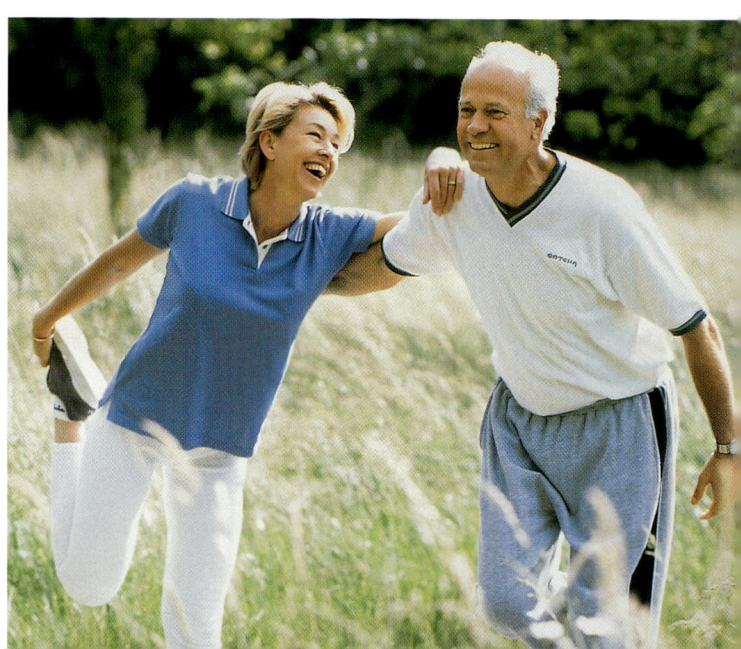

cken werden, bei ungefähr 90 Jahren liegen … aber 63 Prozent der älteren Menschen werden diesen runden Geburtstag im Pflegeheim erleben! – Oftmals sind Zivilisationskrankheiten die Ursache für einen solchen eher grauen als goldenen Lebensabend. Diese Zukunftsperspektive im Blick, ist bereits heute von Jedem/r eine Entscheidung gefragt, die er/sie selbst in der Hand hat: die Antwort auf die Frage:

3. *Wie WOLLEN wir älter werden?*

Moment, höre ich da eine Leserfrage? Sie haben sich das Buch doch nur gekauft, weil Sie Ihren inneren Schweinehund überwinden wollen? Fitter werden wollen? Sich besser fühlen wollen? Gratuliere, in unserem Buch finden Sie einen klaren Weg, wie Sie dieses Ziel *einfach, effektiv und angepasst an Ihre individuellen Lebensumstände* erreichen können. Doch eines möchte ich schon jetzt betonen: Die Entscheidung, die Sie jetzt FÜR Aktivität, FÜR Wohlbefinden und FÜR die Änderung von Lebensgewohnheiten, die Ihrer Gesundheit abträglich sind,

treffen, ist eine Investition in das Leben, das noch vor Ihnen liegt. Eine gute Investition, vielleicht die beste, die Sie tätigen können. Den Weg zeigen wir, die PRÄMIE bekommen Sie.

STOLPERSTEINE DER GEGENWART

„Wenn Sie mich fragen – ich stehe zu meinem Typ." – An sich ist dies ja eine ehrenwerte Einstellung der eigenen Person gegenüber, doch wenn Ihr „Alter Ego" Ihnen diese Parole an jedem zweiten Treppenabsatz ins Ohr flüstert, an dem Sie eine kurze Pause einlegen müssen, um zu verschnau… ach nein, um die Aussicht zu genießen, ist es vielleicht doch an der Zeit, ein wenig über das nachzudenken, was für Sie im Speziellen „Gesundheit" heißt.

Doch kaum ist der Aufzug repariert, kann man schon wieder gar nicht mehr hinschauen, wenn all die Jogger, ins Gespräch vertieft, einen im Park rechts überholen. Die reden auch noch beim Laufen! Ein heimlicher Blick aus dem Augenwinkel lässt dann doch schon mal ein wenig Neid aufkommen. Mehr oder minder schlank sind sie ja, dynamisch, gut bei Puste … ach was, alles nur Mache!

Und so gesund soll dieser ganze Bewegungsfanatismus ja auch nicht sein. Man hat da schließlich schon Sachen gehört …
Und dennoch. Ist der Zweifel erst genährt, lässt er sich so leicht nicht mehr ausräumen: Sport könnte doch nicht so ganz ungesund sein. Aber für mich …? Soll ich wirklich einem Modetrend hinterherlaufen, gibt es tatsächlich gute Gründe, mich sportlich zu betätigen … oder genauso viele schlechte, dies nicht zu tun?

Hier ein kleines Potpourri der beliebtesten Parolen, um das Sportdress eingepackt und die Beine ausgestreckt zu lassen. – Wenn auch Ihr innerer Schweinehund dank guter Pflege mittlerweile auf Elefantengröße angewachsen ist, setzen Sie Ihn auf Diät, hören Sie näher hin, was die Fitness-Gerüchteküche zu bieten hat und lesen Sie, was sich hinter den beliebtesten Lippenbekenntnissen der „faulen Säcke" so alles verbirgt!

DAS BELIEBTESTE VORURTEIL: „SPORT IST MORD"

Das vielleicht bekannteste Zitat von Winston Churchill. Es ist leicht zu merken und noch leichter anzuwenden – bei jeder passenden Gelegenheit, die die Gefahr in sich birgt, sich mit dem Thema Bewegung näher auseinander setzen zu müssen. Der verbale Zusammenhang zwischen Sport und mörderischen Ereignissen lässt es dann allerdings tatsächlich für manchen einfach gesünder erscheinen, sich ausschließlich, mit einem Krimi bewaffnet, auf das sichere Sofa zurückzuziehen. Zweifelsohne ist Winston Churchill eine beeindruckende Persönlichkeit und ein bedeutender Politiker gewesen, der zigarrerauchend an seinem Champagner nippte. Allzu gerne wird dabei übersehen, dass Churchill sehr wohl Sport trieb. Er schwamm, ritt und fechtete.

So ist es auch leicht zu verstehen, warum er trotz seiner vielen Laster das 90ste Lebensjahr erreichte.

Die Zigarre oder der Krimi auf dem Sofa stehen hier als Stellvertreter für die Entspannung als einem wichtigen Aspekt der **Lebensqualität** – aber genau darum geht es letztlich auch immer, wenn wir unser Bewegungskonzept vorstellen. Entspannung durch Bewegung – denn ganz ohne Bewegung geht es einfach nicht!

Aber aufgepasst!

Es geht ebenfalls nicht um selbstquälerische Anstrengung, um Leistung, die als ein unbedingtes Muss wie ein Damoklesschwert über Ihnen

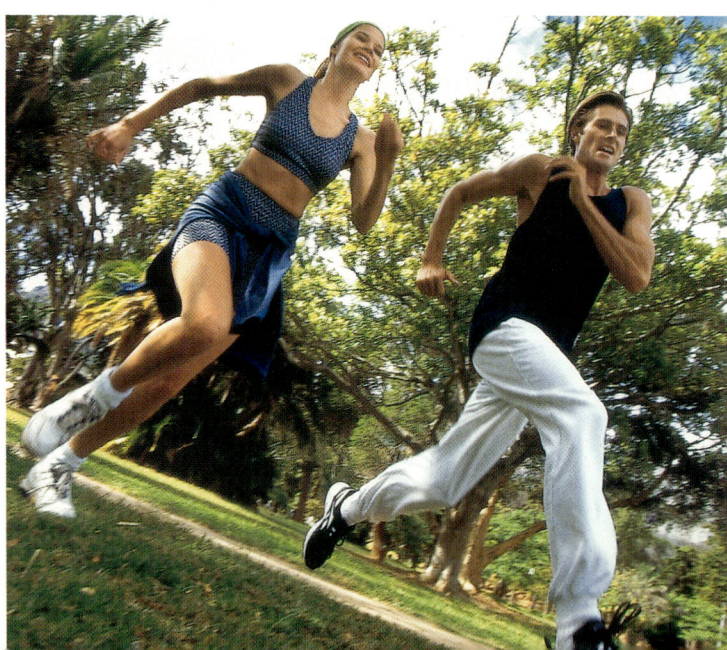

Ausdauersport und Spaß im Leben – das müssen wahrlich keine Gegensätze sein, wenn man den inneren Schweinehund erst mal überwunden hat.

schwebt. Leistungssport, also Sport, der mehr als 300 Stunden pro Jahr betrieben wird, hat sowohl vom Zeitaufwand als auch vom Anspruch her nichts mit unseren Minimalprogrammen zu tun. Wir holen Sie dort ab, wo Sie derzeit mit Ihrer körperlichen Leistungsfähigkeit stehen. Das Ziel, wohin Sie möchten, bestimmen Sie selbst.

> Leistungssport hat nichts mit präventiv-medizinischen Minimalprogrammen zu tun.

Und, wie steht es mit der akuten Gefährdung durch Sport? Wenn der Gesundheitsaspekt im Vordergrund steht, genügen wenige prophylaktische Planungen bezüglich Ausrüstung und Trainingssteuerung, um eventuelle Risiken zu minimieren. Was das unvermeidliche Restrisiko angeht: Sicherlich ist die Wahrscheinlichkeit, sich auch mit bestangepasstem Schuhwerk den Fuß zu vertreten, für einen Läufer größer als für eine Couch-Potato, doch der Blick in die Zukunft schafft wieder die richtigen Relationen: Das mehr oder minder bewusste In-Kauf-Nehmen, sich irgendwann gar nicht mehr bewegen zu können, ist schließlich auch nicht wünschenswert, es sei denn, man spielt gerne Lotterie …

DAS BELIEBTESTE MÄRCHEN:
DIE GESCHICHTE VOM GESUNDEN GROSSVATER

Wer kennt sie nicht, die Geschichte vom Großvater, der sich erst mit über 90 Jahren friedlich und bei bester Gesundheit vom Leben verabschiedet, ohne vorher jemals Sport getrieben, dem Alkohol entsagt oder die Zigaretten in der Schachtel gelassen zu haben. Eigentlich hat einen solchen Großvater doch fast jeder Zweite, zumindest aber diejenigen, die so ungern etwas an ihrem bisherigen, allzu lieb gewonnenen Lebensstil ändern möchten, à la: „In unserer Familie haben wir das nicht nötig …"

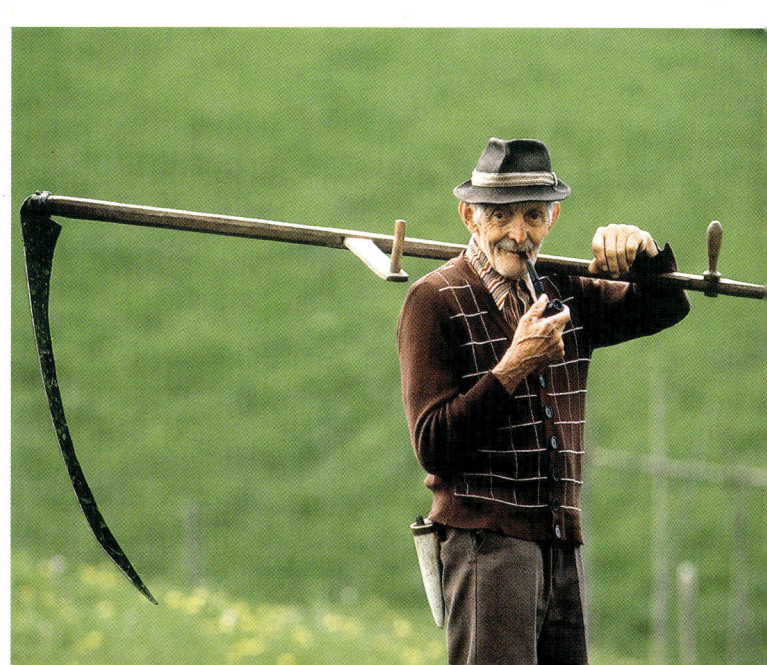

Der Vorzeige-Großvater: die Pfeife im Mund und dennoch rüstig noch im hohen Alter. Leider sind solche Männer die große Ausnahme.

vorsorge allzu sehr auf seine Gene verlassen hat.

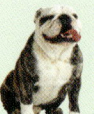 **Wenn der Schweinehund mal wieder zupackt:**
„Aua!" denken Sie jetzt? Das wollen Sie alles gar nicht so genau wissen? – Aber Wahrheit muss manchmal eben sein ... auch wenn es weh tut.

Gesundheit ist keine Garantie im Ahnenpass. Sie ist auch nicht ausschließlich genetisch bedingt, sondern ebenfalls stark abhängig von Umwelt- und Lebensbedingungen. Und diesen sehr individuellen Teil unserer gesundheitlichen Existenzbedingungen können wir im Gegensatz zu unserer genetischen Ausstattung sehr wohl beeinflussen. Mehr noch: Wir sind selbst dafür verantwortlich. Bei einem Börsencrash sind auch vermeintlich sichere Aktien nicht einmal das Papier mehr wert, auf dem sie gedruckt sind. Ebenso wenig sind „gute" Gene eine Garantie für ein gesundheitlich sorgenfreies Leben. So weit, so gut. Doch ein Aspekt hat heutzutage mehr denn je Gewicht: die Frage, ob Sport – vielleicht, eventuell – sogar

Diejenigen mit dem gesunden Großvater zählen sich nicht zu den Risikogruppen. Das heißt allerdings noch nicht, dass der als statistisch so unwahrscheinlich angenommene Fall der Fälle im Alter dennoch eintritt. Wer „in den besten Jahren" einen Infarkt erleidet, wird dann zugeben müssen, dass seine Ahnen ihn – zumindest, was die Gesundheit angeht – überflügelt haben. Und vielleicht wird er bedauern, dass er sich in punkto persönlicher Alters-

Spaß machen kann. Wahrscheinlich nicht, oder ...?

DIE BELIEBTESTE FRAGE: „WOZU ASKESE? - DAS LEBEN MUSS DOCH SPASS MACHEN!"
Wer erscheint vor Ihrem geistigen Auge, wenn das Wort „Ausdauersport" fällt? Der ausgemergelte Marathon-Läufer, der die Ziellinie gerade noch erreicht und dann erschöpft zusammenbricht? Und was, wenn wohl meinende Freunde Ihnen nun ein richtig gutes Paar Laufschuhe schenken möchten? Interessant für Fitness, Freunde und Lebensfreude wäre in diesem Zusammenhang die Frage, wovon Sie sich zukünftig verabschieden würden – von den Käufern des Geschenks oder von Ihrer Vorstellung vom Ausdauersport.
Sport hat nach vielstimmiger Meinung ziemlich wenig mit Spaß und Lebensqualität zu tun. Dennoch beschäftigen Sie sich derzeit mit diesem Buch. Wenn Sie ganz und gar zufrieden wären, hätten Sie doch eigentlich etwas Besseres zu tun.
Laut einer Umfrage zum Thema „Freude im Alltag" gaben 61 Prozent der befragten Erwachsenen an, dass ihr persönlicher Tagesablauf einiges zu wünschen übrig lässt. Von

flächendeckender Zufriedenheit keine Spur! Der Alltagsstress nervt, Probleme mit dem Partner, mit dem Liebesleben und mit dem eigenen Knochengerüst vergällen die tagtägliche Lebensfreude. Wie kommt das wohl zu Stande? Skizzieren wir doch einmal den Tagesablauf eines mehr oder minder typischen Alltags-Probanden, der Sport für eine eher asketische Quälerei hält.

6.30: Der Wecker klingelt. Verschlafen bewegt sich unser Proband in Richtung Bad und Kaffeemaschine. Ein rasches Frühstück, dann geht es los in den allmorgendlichen Berufsverkehr.

8.30: Im Büro. Zuvor wieder mal zu lange im Stau gestanden. Das ist Alltagsgeschäft, ebenso wie der volle Terminplan und die Hektik, die sich auf 350 m² Bürofläche abspielt. Bereits der Gang zur Kaffeemaschine wird zur seltenen „sportlichen" Betätigung und bald zur einzigen Erholungspause des Tages.

17.30: Immer noch im Büro. Nur noch eine halbe Stunde, dann ist das extrem eilige Papier endlich fertig. Brennen die Augen immer noch nicht nach gut neun Stunden Bildschirmarbeit?

18.30: Dienstschluss. Und fast Ladenschluss. Schnell

noch ein paar Besorgungen erledigt. Dank moderner Fortbewegungsmittel ist unsere Versuchsperson ja mobil.

20.00: Der „entspannte" Feierabend beginnt. Mit Pizza und Bier vorm Fernseher, denn der Energiepegel ist leider im Arbeitsalltag auf Null heruntergefahren. Jetzt noch Sport? Unvorstellbar! Das Leben muss doch wenigstens etwas Spaß machen …

Freude im Alltag und Lebensenergie sind zwei Dinge, die untrennbar miteinander verbunden sind. In der nahezu unumgänglichen Hektik unseres Lebens geraten Geist, Seele und Körper rasch aus der Balance und die Lebensenergie schwindet immer mehr, denn im Alltagsgetöse überhören wir nur allzu oft die Stimme unserer Bedürfnisse.

Nach der Philosophie des PRÄMIEN-Konzepts ist der Körper weder das geeignete Instrument, um sportlich (un)gesunde Höchstleistung zu erlangen, noch die Hülle, die unsere Arbeitskraft zum Arbeitsplatz transportiert. Der Körper ist, was er ist: ein Teil von uns, der wie Verstand und Seele der Beanspruchung, der Entspannung und der Pflege bedarf. Und uns – über kurz oder lang – die

Quittung für unsere Be- oder Misshandlung präsentiert.

> Askese ist Verzicht. Fitness, wie wir sie verstehen, ist eine Säule unseres Wohlbefindens.

DIE BELIEBTESTE AUSREDE: „MICH ÄNDERN? NEIN, DAS KANN ICH NICHT! ICH BIN DOCH EIN GEWOHNHEITSMENSCH …"

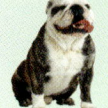

Wenn der Schweinehund mal wieder zupackt: Der Geist ist willig, das Fleisch ist schwach …

Hand genommen! Ein gesunder Selbstzweifel an Ihrem eigenen Selbstbild wäre damit schon einmal unter Beweis gestellt.

Und mal ehrlich, muss Sie die Aussage, dass Sie ein Gewohnheitsmensch sind, wirklich davon abhalten, dem Leben einen Dreh zu einer gesünderen Lebensweise zu geben? Nein, denn gute Gewohnheiten können Sie, wenn sich diese erst einmal in Ihrem Leben etabliert haben, genauso pflegen, wie Sie es heute mit den schlechten tun. Ihr Hang zur Routine wird Ihnen bereits nach **2 Monaten** zu einem neuen Lebensgefühl verhelfen. Und unser Bewegungskonzept hat keine unüberwindlichen Ausmaße: 60 Minuten pro Woche können auch Sie entbehren.

Fitness nach dem PRÄMIEN-Konzept ist keine Frage des „Alles oder Nichts". Jeder Schritt in die richtige Richtung zählt ... und das Ziel bestimmen Sie!

Die beliebtesten Ausreden sind, wie man sieht, schnell zu entkräften. Denn schließlich geht es um einen Zeitaufwand von nur 60 Minuten pro Woche. Wenn Sie 2 x 20 Mi-

nuten Zeit für Ausdauertraining aufwenden und 2 x 10 Minuten für Krafttraining, haben Sie bereits Ihr Minimalprogramm für eine gesunde Zukunft erreicht. Und vielleicht geht es ja sogar weiter, denn ich bin mir ziemlich sicher, dass Sie auf den Geschmack kommen, Sie sind ja ein Gewohnheitsmensch ...

Der Geist ist willig, das Fleisch ist schwach. Es müssen ja noch nicht einmal die lieb gewonnenen Gewohnheiten sein, auf die wir ungerne verzichten würden. Auch das, was offensichtlich der Gesundheit schadet, kann oft genug einfach nicht sein gelassen werden. Rauchen ist hier eines der besten Beispiele. Nur – wenn Sie wirklich vollkommen davon überzeugt wären, nichts in Ihrem Leben ändern zu können, hätten Sie dieses Buch erst gar nicht zur

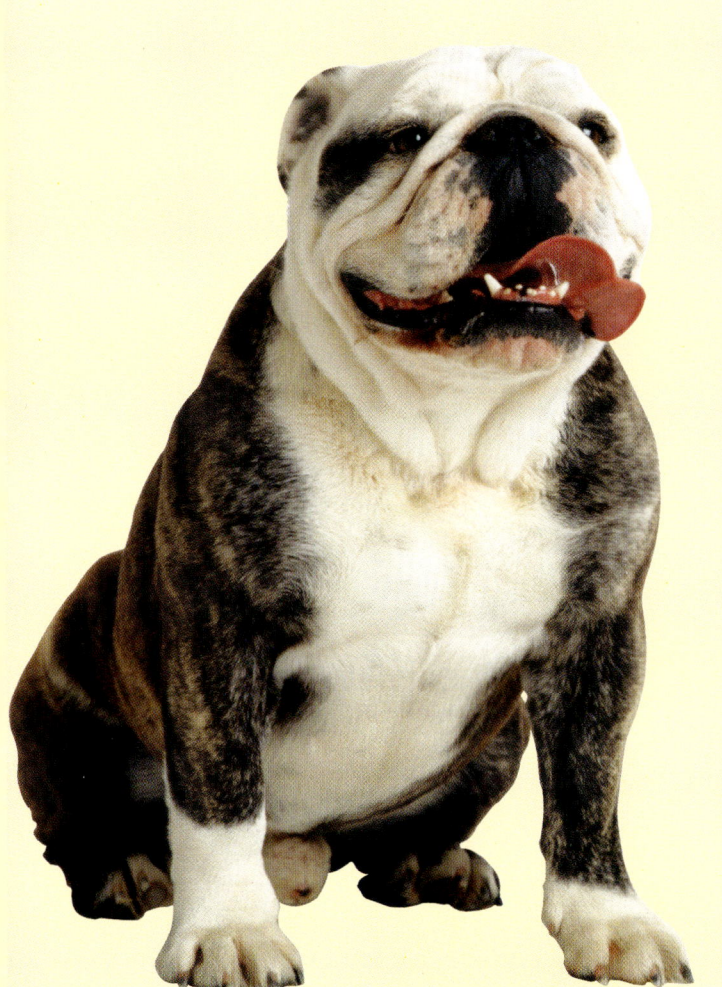

Keine Lust, schlechtes Wetter, bequeme Couch – aber richtig zufrieden wirken die beiden nicht.

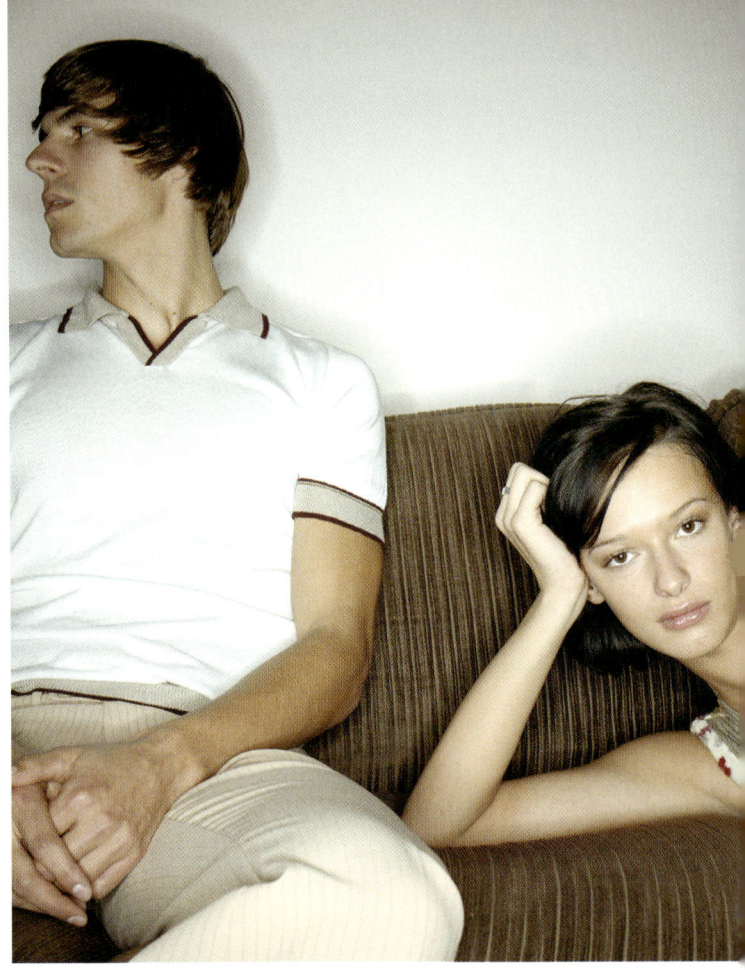

Bei aller Strategie und Finesse, die Sie bei seiner Dressur anwenden: Er wird Sie nicht verschonen, der innere Schweinehund. Manchmal ist er leicht zu durchschauen, manchmal wird er auch, hinterlistig getarnt als vermeintliches Sachargument, versuchen, Ihre Wege und guten Vorsätze zu durchkreuzen. Geben Sie Acht auf Ihr ehemaliges Haustier ... nur wenn Sie ihn beizeiten erkennen, haben Sie gute Chancen, ihn frühzeitig an die Leine zu

nehmen. Deshalb nennen wir Ihnen jetzt schon einmal vorab die am meisten gebrauchten Ausreden ihres ganz persönlichen Haustieres – Sie werden Ihnen sicherlich bekannt vorkommen ...

ICH HABE KEINE LUST!
Na, das ist wenigstens mal eine ehrliche Aussage. Wenn Sie Ihre Laufschuhe ansehen und aus dem tiefsten Brustton der Überzeugung diesen kurzen Satz von sich geben, denken Sie mal an Ihren letz-

ten missratenen Arbeitstag. Da kann morgens ein solcher Satz ebenfalls am Anfang gestanden haben ... und dennoch sind Sie hingegangen. Warum machen Sie nicht dasselbe beim Laufen? Weil Sie hier Ihr eigener Chef sind ...?

DAS WETTER IST SO SCHLECHT
Spätestens seitdem wir von unseren Eltern den Spruch „Es gibt kein schlechtes Wetter, es gibt nur die falsche Kleidung" zu hören bekom-

men haben, können wir dieses Argument auch nicht mehr so recht gelten lassen. Gegen die falsche Kleidung kann man etwas tun (s.S. 84), gegen das Wetter nicht. Aber machen Sie das Erreichen Ihrer Trainingsziele nicht von einem wankelmütigen Wettergott abhängig. Und in der heißen Badewanne lässt sich nach einem „Lauf unter widrigen Wetterverhältnissen" der Sieg über den Gegner Trägheit doppelt genießen.

DA RACKERE ICH SCHON DIE GANZE ZEIT IM HAUSHALT ...

und dann soll ich bei diesem miesen Wetter auch noch laufen/walken? Von „sollen" kann natürlich keine Rede sein. Doch was die Aktivitäten beim Staub saugen und Böden schrubben angeht, ist es eine bedauerliche Tatsache, dass der Fitnessgewinn dadurch gleichermaßen Null ist. Die regelmäßige Anforderung fehlt einfach. Hausputz ist zwar eine Dauerbelastung, aber kein geeigneter Trainingsreiz.

ICH BIN KRANK!

Wie, ein leichter Migräneanfall kurz vor Trainingsbeginn? Oder haben Sie sich gestern beim Laufen mit kurzen Tights bei Nieselregen ver-

schnupft? Ein Gipsbein ist ein wirklich guter Grund, zumindest selbiges hochzulegen, eine Lungenentzündung ebenfalls – aber achten Sie darauf, dass nicht jedes kleine Wehwehchen Sie von Ihrem Laufpensum abhält. Am besten notieren Sie zu Beginn Ihres Trainings, welche körperlichen (!) Symptome Ihr Wohlbefinden so stark beeinträchtigt, dass Sie der Bewegung wirklich gar nichts mehr abgewinnen können. Über alle anderen Unpässlichkeiten gehen Sie dann konsequent und laufend hinweg. – Ganz anders ist die Sache gelagert, wenn Sie es übertrieben haben mit dem Laufen, Sie sich nun schlapp fühlen und vielleicht sogar körperliche Beschwerden haben. Dann tun Sie genau das Richtige: Pause machen, eine ruhige Kugel schieben und dem Körper die Zeit gönnen, die er zur Erholung braucht.

ICH WILL JA, ABER ICH HABE GAR KEINE ZEIT ...

Haben Sie mit sich selbst nicht eine Übereinkunft getroffen, die da lautet: Das Minimum läuft! Wenn Sie sich mit dem Laufen allerdings dauerhaft Stress machen, der Sie be- statt entlastet, läuft etwas anderes grundsätzlich falsch: Vielleicht liegt es an

Ihrem Zeitmanagement oder an der Erreichbarkeit Ihrer Trainingsstrecke. Wenn Sie sich diesbezüglich auf die Schliche gekommen sind, räumen Sie diese Hindernisse aus dem Weg. Und wenn erst einmal die Gewohnheit gesiegt hat und Laufen ebenso zum Bedürfnis wird wie die heiße Dusche und eine gute Tasse Kaffee am Morgen, dann wird Zeitmangel ganz von selbst kein Thema mehr sein.

Sie immer noch Laufen – und wenn Sie das getan haben, haben Sie sicher ein besseres Gefühl dabei, sich etwas Gutes zu kochen – nach dem Training. Übrigens: Die Möglichkeit, sich etwas vorzukochen um dann nicht wieder in Hungersnot zu geraten, bietet sich bei einer solchen Aktivität nachgerade an.

MORGEN LAUFE ICH WIEDER …

Morgen, morgen, nur nicht heute. Die Verschieberitis ist wohl eine der häufigsten Bewegungshürden. Und jeder kennt es aus eigener Erfahrung: Mit jedem Tag, der ins Land geht, wird die Hürde höher, bis wir irgendwann einmal am mittlerweile unüberwindlichen Hindernis hinaufschauen und die Laufschuhe resigniert in die Mülltonne werfen. Da hilft wirklich nur eins: überlegen, was Sie wirklich wollen, Schuhe schnüren, loslaufen … und zwar heute.

ABER ICH HABE SOLCHEN HUNGER!

Gehören Sie etwa auch zu den Leuten, die den ganzen Tag nichts Richtiges essen und abends den großen Hunger bekommen? Sie wissen doch, dass es nicht bekömmlich ist, nur eine große Mahlzeit (und die auch noch abends) zu sich zu nehmen, oder? Aber wenn es mal so kommt, gibt es doch noch Lösungen. Essen Sie gegen den größten Hunger eine Banane – mit der im Magen können

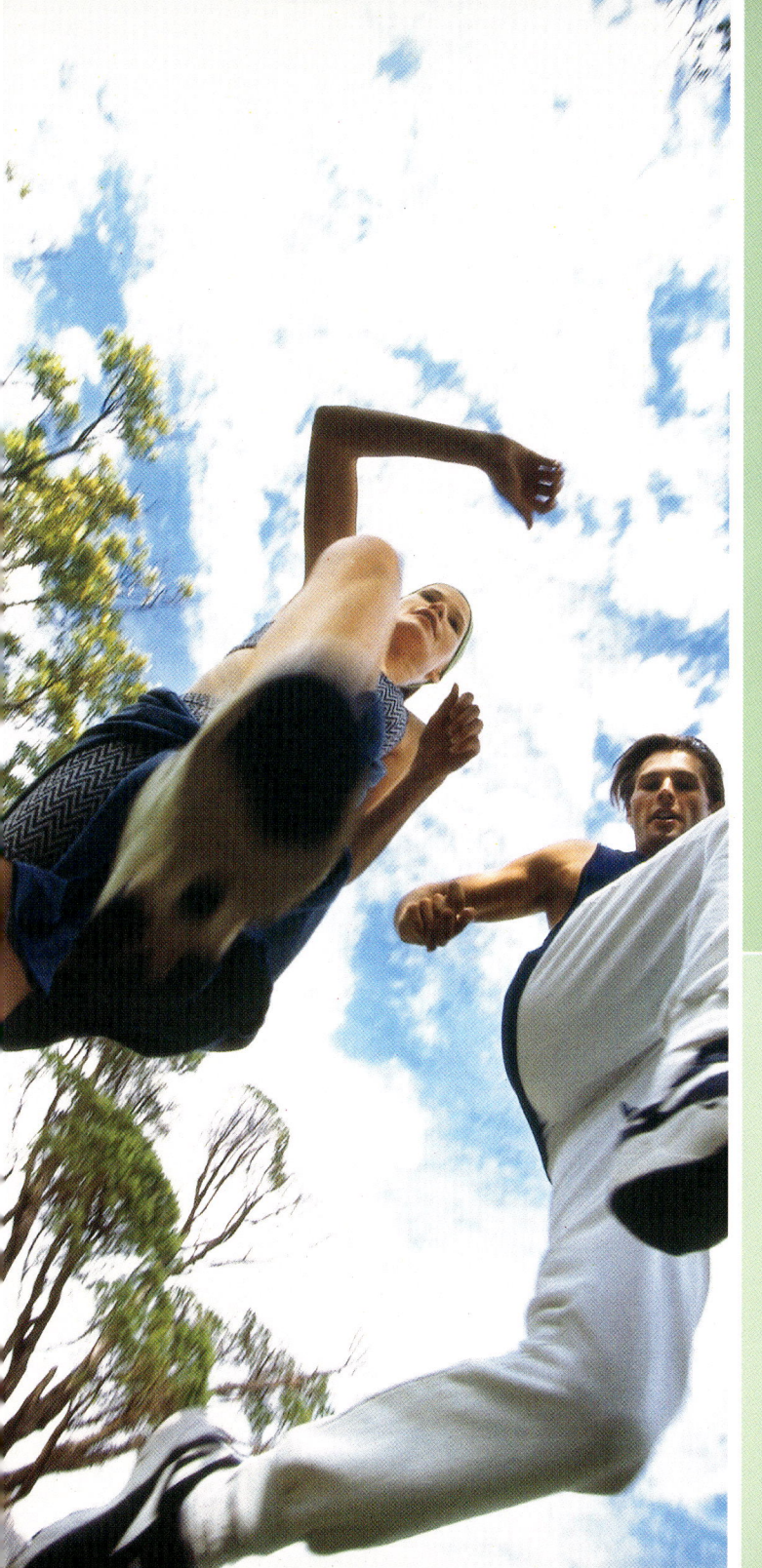

EINIGE GUTE GRÜNDE FÜR MEHR BEWEGUNG

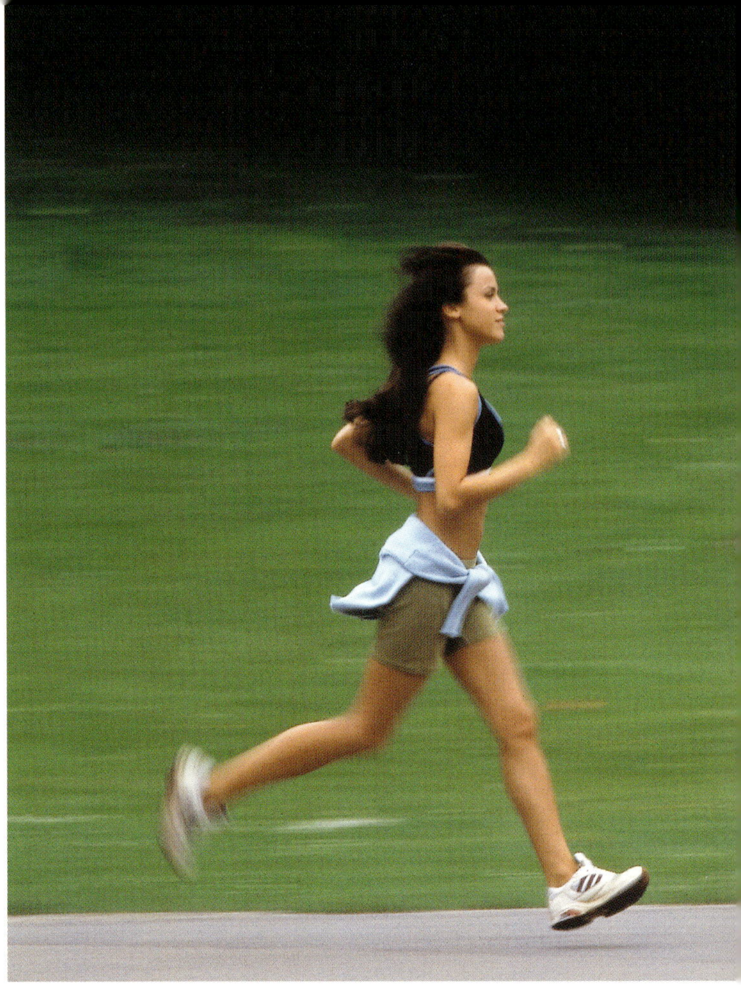

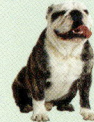

Warum tut der Mensch eigentlich so wenig für seine Gesundheit? Nach den Gründen befragt, die einem stärker gesundheitsorientierten Verhalten im Wege stehen, gaben 25 Prozent der Bundesbürger Stress an, dicht gefolgt von schlichter Faulheit (Quelle: Gesundheitsbericht für Deutschland 1998). Eine ehrliche Antwort, die dennoch erschreckt angesichts der Tatsache, dass jede dritte Tumorerkrankung und jeder zweite Herzinfarkt in den Wohlstandsländern verhindert werden könnten, wenn ein Minimum an Bewegung für jede/n zum Alltag dazugehören würde.

Wie wir bereits gesehen haben, wird die Faulheit meist durch Scheinargumente genährt, Stress und Zeitmangel hingegen sind für viele Alltäglichkeiten. Umso wichtiger ist es, dass dann die Zeit, die tatsächlich für Bewegung genutzt wird, so viel Spaß wie möglich macht und so effektiv wie möglich genutzt wird.

Genau das ist ein Schwerpunkt der Minimalprogramme im PRÄMIEN-Konzept.

Wenn der Schweinehund mal wieder zupackt:

Jetzt reicht es Ihnen bestimmt so langsam. Mit diesen Dingen wollen Sie nichts zu tun haben, stimmt's? – Aber keine Sorge, bald kommen wir zum vergnüglicheren Teil des Buches …

Neben dem Spaß und der seelischen Ausgeglichenheit, die Bewegung immer mit sich bringt, sind die besten Gründe, warum man beizeiten bewegungsorientierter denken und handeln sollte, präventivmedizinischer Natur. Die Anzahl der wissenschaftlichen Untersuchungen über die Bedeutung der Bewegung für den ganzen Menschen sind nahezu unüberschaubar, aber alle sind sich in der Kernaussage einig. Mir liegt es fern, Sie mit Angstmacherei zur Bewegung zu drängen, aber ich denke doch, dass ein paar „harte Fakten" zur Zukunftsperspektive einer typischen „Couch-Potato" erwähnt werden sollten:

NICHTS TUN HEISST WICHTIGES UNTERLASSEN

Bewegungsmangel heißt nicht einfach „Nichts tun", vielmehr lautet das Motto der „faulen Säcke", bewusst oder unbewusst, „Wichtiges unterlassen". Und das bleibt nicht ohne Folgen: Wer diese nicht sofort und unmittelbar zu spüren bekommt, den trifft es dann eben später.

Laut WHO (World Health Organization) ist Bewegungsmangel der Risikofaktor Nr. 1.

Wer die Bedürfnisse seines Körpers nicht berücksichtigt, bucht pausenlos von seinem Gesundheitskonto ab. Und wie wir wissen, ist – wie im wahren Leben – jeder Überziehungskredit irgendwann einmal erschöpft.
Mit folgenden erhöhten Risiken können Sie rechnen, wenn Sie sich allzu sehr auf Ihr Gesundheitspolster verlassen:

- Herz-Kreislauf-Erkrankungen
- Bluthochdruck (Hypertonie)
- Herzinsuffizienz
- Diabetes mellitus
- Knochenschwund (Osteoporose)
- neurologische Erkrankungen
- Krebs

ZUKUNFTSRISIKO TRÄGHEIT

Und wie sieht es im Alter aus? Wird ein unbewegtes Leben schnell auch zum lebensverkürzenden Faktor? Einige Untersuchungen scheinen dies zu bestätigen. Während noch 1990 die zehn häufigsten Todesursachen weltweit von Atemwegs-, Durchfall- und Säuglingserkrankungen angeführt wurden, sieht die Prognose für 2020 gänzlich anders aus: Hier werden

Herzerkrankungen, Autounfälle und Schlaganfälle sich die Ränge eins bis drei streitig machen. Innerhalb von nur 40 Jahren haben die Wohlstandskrankheiten also einen bemerkenswerten Siegeszug angetreten. Und das, obwohl sich das Risikopotenzial all dieser Erkrankungen – einschließlich der Autounfälle - durch Bewegungsprogramme effektiv reduzieren lässt! Im Folgenden nun die Hot-Spots im Gesundheits-Check:

TOP 1: SPITZENREITER HERZ-KREISLAUF-ERKRANKUNGEN

Gemäß einer Erhebung des Statistischen Bundesamtes starben im Jahr 2000 in Deutschland 839.000 Menschen. Knapp die Hälfte davon – genau: 47,1 Prozent – erlagen ausschließlich Herz-Kreislauf-Erkrankungen. Rechnet man die Todesfälle infolge eines Herzinfarktes hinzu, wird eine magische Schwelle überschritten: 55,9 Prozent starben dann an einer Erkrankung des Herzens. Und allzu oft werden diese Erkrankungen mit Todesfolge als Fügung des Schicksals, wenn nicht gar als natürliche Alterserscheinung hingenommen.

Die **Arteriosklerose** oder Gefäßverkalkung ist eine besonders tückische Folgeerscheinung unseres zivilisatorischen Lebensstils. Hierbei handelt es sich um mikrofeine Entzündungsprozesse in den Gefäßwänden, an die sich mit der Zeit Cholesterin und Mineralstoffe anlagern. Diese so genannten Plaques bilden sich völlig schmerzfrei, nahezu unbemerkt und verengen – wie die Kalkablagerungen in einer in die Jahre gekommenen Wasserleitung – den Gefäßquerschnitt immer stärker.

Die Folge: Neben der Verengung des Gefäßquerschnitts verlieren die Arterien durch die Verkalkung (Sklerotisierung) auch an Elastizität; sie verhärten. Das Herz ist nun gezwungen, das Blut mit mehr Druck durch den Körper zu pumpen, um alle Gewebe und Organe mit lebenswichtigem Sauerstoff und Nährstoffen zu versorgen. Erstes Alarmsignal der noch symptomfreien Arteriosklerose ist entsprechend der **Bluthochdruck.**

Jetzt ist ein Teufelskreis beschritten, denn der erhöhte Blutdruck an sich begünstigt wiederum die Arteriosklerose. Die krankhafte Verengung der Gefäße schreitet immer rascher fort, die Strömungsverhältnisse in den Gefäßen verändern sich zunehmend, und die Wahrscheinlichkeit wird immer größer, dass sich an der rauen Oberfläche der

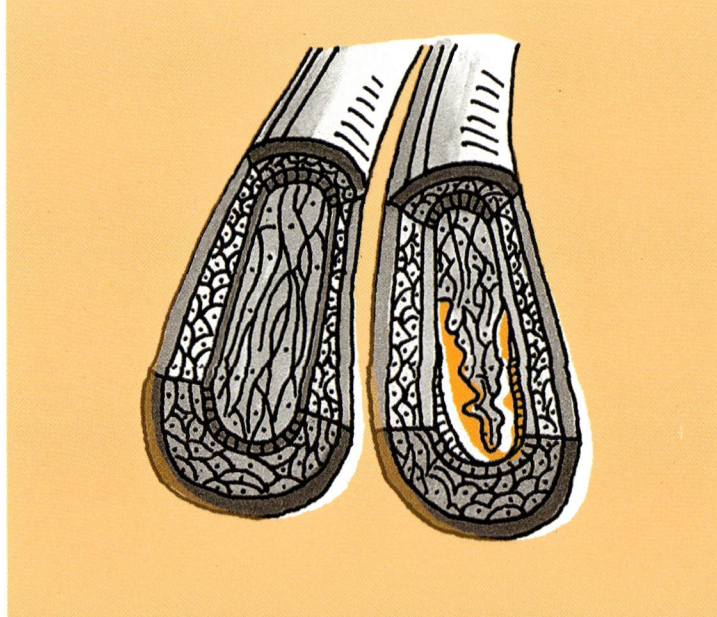

Arterienverkalkung als Folge eines erhöhten Cholesterinspiegels. Cholesterin lagert sich an den Gefäßwänden ab.

Plaques Blutzellen, Eiweißkörper und Fettstoffe endgültig zu einem Thrombus aneinanderlagern. Diese Barriere kann wie ein Korken das Gefäß endgültig verstopfen. Passiert dies in unserer Schaltzentrale, im Gehirn, kommt es zu einer akuten Unterversorgung, zur Schädigung bis hin zum Absterben von Hirnbereichen - mit einem Wort, zum **Schlaganfall.** Werden die Beinarterien außer Gefecht gesetzt, kann die Minderdurchblutung eine Amputation erforderlich machen. Eine weitere, wirklich lebensbedrohliche Konsequenz der Arteriosklerose ist diese so genannte Thrombose dann, wenn Sie den Motor unseres Körpers trifft – das Herz.

Was begünstigt Arteriosklerose?
- ■ erhöhte Cholesterinwerte
- ■ Bluthochdruck
- ■ Rauchen
- ■ Übergewicht
- ■ Diabetes mellitus
- ■ Fettstoffwechselstörungen
- ■ Stress
- ■ Bewegungsmangel

Das Herz ist ein Hochleistungs-Muskel, der ebenso wie das Gehirn einen sehr hohen Nähr- und Sauerstoffbedarf hat. Ist seine Versorgung beeinträchtigt oder gar unter-

brochen – wie das bei einem Verschluss der Herzkranzgefäße bei Angina pectoris der Fall ist – kann es binnen Minuten zum akuten **Herztod durch Infarkt** kommen.

Merke: Ein rascher Tod hat unter Umständen eine lange Vorgeschichte.

Um es noch einmal klar zu sagen: Die Veränderungen, die die Arteriosklerose im Netzwerk unseres Körpers hervorruft, sind nicht umkehrbar. Einmal verengte Gefäße lassen sich nicht „entkalken" wie eine Kaffeemaschine, einmal geschädigtes oder abgestorbenes Gewebe in Herz, Hirn oder lebenswichtigen Organen lässt sich nicht so einfach „regenerieren". Ein einmal gezogener Zahn wächst schließlich auch nicht nach. Die Konsequenz: Der Körper muss dann mit einer immer stärker eingeschränkten Leistungsfähigkeit auskommen. Und das funktioniert zunehmend schlechter.

Die Folgen der Arteriosklerose in unserem Körper sind nicht umkehrbar!

Ist es nicht ein wenig paradox, wie wenig sich so mancher um die eigene gesund-

heitliche Zukunft schert ... in einer Zeit, in der die meisten Bundesbürger bereits als Twen beginnen, sich um die Altersvorsorge zu kümmern. Anhand der Gesundheitsprognosen ist man da ja schon beinahe versucht zu sagen: „Zu viel der Liebesmühe!" Die gesundheitliche Altersvorsorge darf einfach nicht zu kurz kommen. Aber was kann ein konsequentes Bewegungskonzept dabei bewirken? Hier einige Beispiele:

- Körperliche Aktivität mit einem Verbrauch von 1000 bis 1500 kcal pro Woche reduziert das Risiko für einen Herzinfarkt um 50 Prozent.
- Sport nach einem Infarkt oder Schlaganfall senkt die Gesamt-Sterblichkeitswahrscheinlichkeit sowie die Sterblichkeit durch weitere Herz-Kreislauf-Erkrankungen um 25 Prozent.
- Auch im Alter lebt es sich sportlich aktiv einfach besser – und länger. Tägliches Walking von mehr als drei Kilometern reduzierte bei männlichen Nichtrauchern eines Seniorenheims die Gesamt-Sterblichkeit sowie die durch Herz-Kreislauf-Erkrankungen bedingte Sterblichkeit ebenfalls um 25 Prozent.

TOP 2: BEEINTRÄCHTIGUNGEN DES HALTUNGSAPPARATES

Was möchten Sie tun, wenn Sie der Arbeitswelt den Rücken kehren können oder wollen? Endlich ein reichliches Maß an Freizeit mit gefülltem Portemonnaie und das Leben in vollen Zügen genießen? Die lang ersehnte Wohnmobiltour durch Kanada machen oder einfach öfters mehrtägige Hüttenwanderungen in den Dolomiten? Und wie unbeschwert werden Sie sich für solche Touren entscheiden können, wenn Sie wissen, dass bei einem nur kleinen Fehltritt Ihre Knochen viel eher brechen werden als noch mit 45?

> „Was genutzt wird, entwickelt sich, was ungenutzt bleibt, verkümmert."
> (Hippokrates, 460 v. Chr.)

Osteoporose, der Knochenschwund, kommt unbemerkt auf leisen Sohlen. Laut WHO sind jeder fünfte Mann und jede dritte Frau von dieser Krankheit betroffen, die lange Zeit im Verborgenen bleibt und meist nur zufällig entdeckt wird. Während nach Überlastung oder Fehlbehandlung der Kopf schmerzt, die Lunge pfeift und die Muskeln einen Kater bekommen, melden sich die Knochen hinge-

Bei der Osteoporose werden dem Knochen Mineralien, v. a. Kalzium, entzogen. Dadurch wird der Knochen immer poröser.

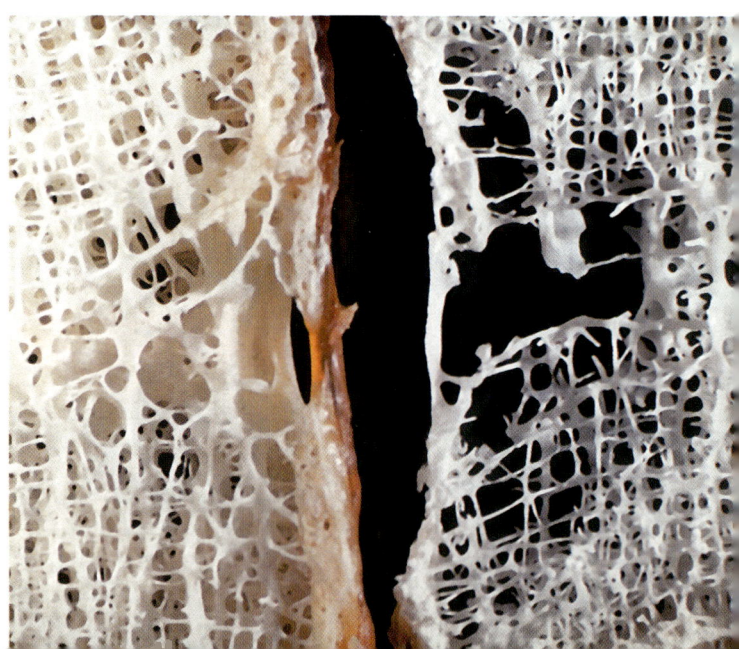

gen erst, wenn sie jahre- oder gar jahrzehntelang schlecht versorgt wurden. Und dann ist es meist zu spät, um die Tragfähigkeit unserer körperlichen Stütze noch wesentlich verbessern zu können.

Knochen sind als größtes Mineralstofflager des Körpers keineswegs tote Materie. Im Gegenteil: Sie gehören zu seinen aktivsten Geweben. Dies macht sich radikal im Krankheitsfall bemerkbar, denn bereits nach einer Woche Bettlägerigkeit sind ein bis zwei Prozent der gesamten Knochenmasse verschwunden. Um den hohen Anforderungen durch die alltägliche Belastung gerecht zu werden, ist der Haltungsapparat wie ein intensiv genutztes Bauwerk ständigen Auf-, Ab- und Umbauprozessen unterworfen. Diese werden von zwei Knochenzelltypen bewerkstelligt: Den Osteoklasten, die altes Knochenmaterial abbauen, und den Osteoblasten, den Baumeistern der neuen Knochensubstanz. Herrscht Gleichgewicht zwischen Auf- und Abbauprozessen, bleibt die Knochensubstanz im Wesentlichen erhalten.

Bei der Aufrechterhaltung der Feinabstimmung dieser Prozesse spielen die Hormone Östrogen und Testosteron eine wesentliche Rolle. Für Frauen wirkt sich dieser Zusammenhang besonders in den Wechseljahren negativ aus. Wenn dann der Östrogenspiegel rapide sinkt, sind die Knochen der Frau stärker durch Osteoporose bedroht als die gleichaltriger Männer. Neben gesunder Ernährung (Kalzium, Vitamin D) kann man diesem mehr oder minder natürlichen Prozess durch Bewegung vorbeugen. Auf regelmäßige mechanische Belastung reagiert der Knochen-Stoffwechsel mit einer Umstellung auf verstärkte Aufbauprozesse. So ist, von genetischen Unterschieden einmal abgesehen, die Knochendichte z.B. eines Läufer-Schienbeins wesentlich höher als die einer untrainierten Vergleichsperson.

Die maximale Dichte erreicht der Knochen, wenn der Mensch 25 Jahre alt ist. Und bei guter Pflege, sprich: ent-

WAS BEGÜNSTIGT OSTEOPOROSE?

■ Östrogenmangel bei Frauen, Testosteronmangel bei Männern
■ Kalziumarme Ernährung
■ Vitamin-D-Mangel
■ Bewegungsmangel
■ Rauchen
■ länger andauernde Behandlung mit Cortison

sprechender Ernährung und ausreichender Bewegung, bleibt das die nächsten 30 bis 40 Jahre auch so. Allerdings: Für den Körper sind die Knochen ein riesiges Depot für Kalzium, einem Mineral, das an vielen Stoffwechselprozessen des Körpers maßgeblich beteiligt ist. Als altersbedingte Komponente des Knochenschwundes verlangsamt sich mit den Jahren, aufgrund reduzierter Stoffwechselleistungen des Knochens, die Einlagerung von

Kalzium. Die im Tabak enthaltenen Gifte hingegen beschleunigen die Knochen abbauenden Prozesse. Kommen weitere Risikofaktoren hinzu, verschiebt sich das ehemalige Gleichgewicht von Auf- und Abbauprozessen endgültig in Richtung „Knochen-Raubbau". Die Folge: Die Knochen werden porös und instabil.

Dieser Prozess bleibt lange Zeit unbemerkt, und der/die zukünftige Osteoporose-Patient/in befindet sich bereits im **Anfangsstadium** der Erkrankung, wenn noch keine Anzeichen wahrzunehmen sind. Erst, wenn die Knochen bereits 30 Prozent ihrer Maximalmasse verloren haben, wird der Knochenschwund offensichtlich – durch Brüche. Zuerst betroffen sind die Wirbel- und die Schenkelhalsknochen, deren Struktur den Mineralienraubbau besonders begünstigt. Auch die Handwurzelknochen brechen schon bei kleineren Stürzen besonders schnell.

Der Raubbau am Rohstofflager Knochen ist in frühen Stadien noch umkehrbar. Doch auch hier gilt: Vorbeugen ist besser als behandeln.

Starke Schmerzen, die auch nicht mehr medikamentös

behandelbar sind, treten dann in **fortgeschrittenen Stadien** auf. Ursachen hierfür sind entzündliche Reizungen der Knochenhaut sowie chronische Muskelverspannungen als Folge der veränderten Körperhaltung. Die Beschwerden verstärken sich im Laufe des Tages und vermindern sich, wenn der Körper wieder zur Ruhe findet. Ein Teufelskreis hat sich bereits seit längerem eingestellt: Die Knochenentkalkung führt zu Schmerzen, die den Betroffenen jede unnötige Bewegung vermeiden lassen. Bewegungsmangel wiederum beschleunigt die Osteoporose. An eine sechsstündige Tour durch die Alpen am Steuer Ihres Wohnmobils ist dann wohl kaum mehr zu denken. Und körperliche Aktivität im Alter wird erst recht problematisch und zum echten Risikofaktor. Man kann wohl getrost davon ausgehen, dass die meisten Menschen sich etwas anderes von einem „ruhigen Lebensabend" versprechen.

TOP 3: WENN DER STOFFWECHSEL NICHT MEHR MITSPIELT

Diabetes ist eine Volkskrankheit. 4,1 Millionen Bundesbürger, d. h. 5 Prozent der Bevölkerung müssen täglich Insulin spritzen. Doch die Anzahl der tatsächlich Betroffenen liegt noch höher. Ungefähr ein Prozent der Bevölkerung ist bereits auf dem Wege zum Diabetiker und weiß noch nichts davon. Darüber hinaus sind in den letzten Jahren die Zahlen der klinisch manifesten Erkrankungen fast epidemiehaft angestiegen. Warum? Weil Diabetes auch eine Zivilisationskrankheit „par excellence" ist.

Wer an Diabetes erkrankt, bringt einerseits erbliche Anlagen mit, andererseits spielen äußere Faktoren wie Bewegung und Ernährung eine ebenso wichtige Rolle. Man kann sogar noch einen Schritt weiter gehen:

Gesunde Ernährung und ausgewogene Bewegung können auch bei genetischer Disposition für Diabetes den Ausbruch der Erkrankung unterbinden!

Sind bei solchen Möglichkeiten nicht die PRÄMIEN-Programme eine faire Chance für eine beschwerdefreie Zukunft, wenn auf der anderen Seite (bei einem Altersdurchschnitt von 80 Jahren) das Gesamtrisiko für eine Erkrankung bei 20 bis 25 Prozent liegt ...?

Was passiert eigentlich genau bei Diabetes?

Bei der Zuckerkrankheit steht ein Hormon im Zentrum des Interesses – Insulin. Es wird im Gewebe (B-Zellen) der

Bauchspeicheldrüse, den so genannten Langerhansschen Inseln, produziert und reguliert sowohl den Kohlenhydrat- als auch den Fettstoffwechsel des Körpers. Jedes Organ und alle Gewebe, allen voran Gehirn, Herz und die Entgiftungsorgane Leber und Nieren, haben einen spezifischen Bedarf an dem Energielieferanten Traubenzucker. Dieser Zucker ist der Treibstoff des Körpers und wird in gleichmäßiger Konzentration über das Transportsystem Blut bereitgestellt.

Nun zur Rolle des Insulins: Es steuert die Aufnahme von Traubenzucker aus dem Blut ins Muskelgewebe und begünstigt die Fettbildung. Mit

BEEINTRÄCHTIGUNGEN DES HALTUNGSAPPARATES DURCH BEWEGUNGSMANGEL

Knorpel	Kapsel-, Band- und Sehnenapparat	neuromuskuläres System
• Verschlechterung der Nährstoffaufnahme • ungenügender Abtransport von Stoffwechselendprodukten • Abnahme des Wassergehalts im Knorpel • Knorpel-Verknöcherung • irreversible Schäden der Knorpelstruktur	• verminderte Kapseldurchblutung • Schrumpfung der Gelenkkapsel • Zunahme ödematöser Schwellungen, also Wasseransammlungen • Schwächung der Ansatzstellen der Sehnen am Knochen • Abnahme der Zugfestigkeit der Sehnen	• Muskelatrophie (Abnahme der Muskeldicke) • Verschlechterung der intra- und intermuskulären Koordination

einem Wort: Insulin ist für die Vorratshaltung des Körpers zuständig. Dieses Hormon ist maßgeblich dafür verantwortlich, dass der Blutzuckerspiegel annähernd konstant bleibt. Kommt dieses fein abgestimmte Gleichgewicht aus dem Lot, d.h. steht dem Körper zu wenig Insulin zur Verfügung, erkrankt der Mensch an Diabetes. Zwei Formen lassen sich hierbei unterscheiden.

Der **Typ-1-Diabetes** ist eine Autoimmunkrankheit, die meist in jugendlichen Jahren auftritt, manchmal schon im Kindesalter. Aber auch bis in die Siebziger ist niemand ganz und gar vor diesem Typ der Diabetes gefeit, bei dem die Antikörper, die Schutz-

schilde unseres Organismus gegen eindringende Krankheitserreger, fälschlicherweise das Insulin selbst sowie das produzierende Gewebe der Bauchspeicheldrüse, die Langerhansschen Inseln, zerstören. Über Monate, zum Teil auch über Jahre bleibt die Autoimmunreaktion unbemerkt; kommt der Diabetes dann zum Ausbruch, ist bereits 80 bis 90 Prozent der körpereigenen Insulinproduktion vernichtet. Nun hat man als Betroffener nur noch eine Möglichkeit, die körpereigene Energieversorgung einigermaßen im Lot zu halten – man muss Insulin spritzen.

Typ-2-Diabetes wird auch Alters- oder Erwachsenendiabetes genannt. Sie tritt im

Vergleich zu dem jugendlichen Typ-1-Diabetes meist erst im fortgeschrittenen Alter zwischen 50 und 70 Jahren oder bei übergewichtigen Personen auf. Selten findet sich ein Diabetes2-Patient bereits mit 40 Jahren zur Ernährungsumstellung oder zur eventuellen Insulinbehandlung beim Arzt ein.

Was begünstigt Typ-2-Diabetes?

- ■ längerfristig überhöhte Zufuhr von Einfachzuckern
- ■ Übergewicht
- ■ Fettsucht
- ■ Bewegungsmangel

Hierbei sind die Insulin produzierenden Gewebe nicht zerstört, aber auch wenn viel

Gerade bei dem Typ-2-Diabetes ist Bewegung dringend zu empfehlen.

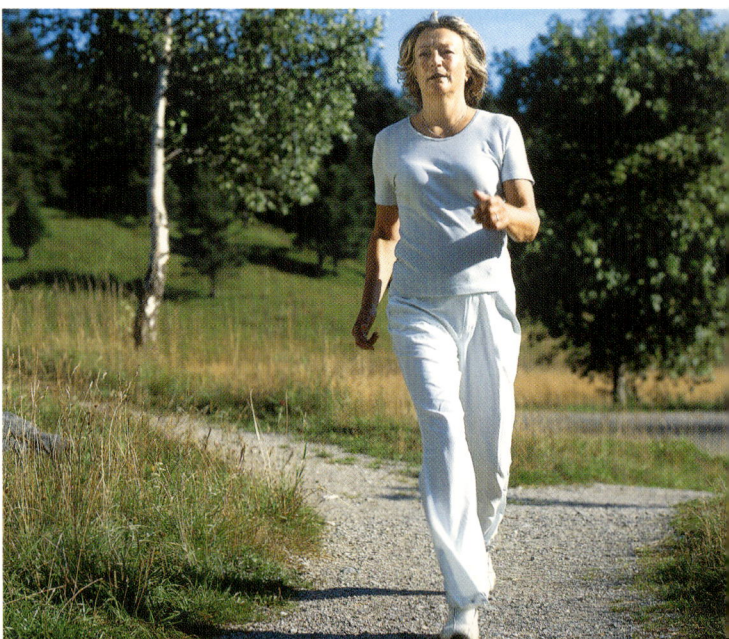

Insulin im Blut vorhanden ist, reagieren Muskeln und Organe nicht mehr in ausreichendem Maß auf das hormonelle Signal. Kommt zu dieser erblich bedingten so genannten „Insulinresistenz" auch noch Übergewicht oder gar Fettleibigkeit hinzu, gerät das Regelwerk Energieversorgung ganz aus dem Ruder, denn der Insulinbedarf des Körpers steigt mit seiner Masse. Konsequenz: Der Typ-2-Diabetes wird klinisch manifest.

- Mit zunehmendem Übergewicht steigt das Risiko, einen Typ-2-Diabetes zu entwickeln, auf das Fünf- bis Vierzigfache.
- Über 90 Prozent der Typ-2-Diabetiker sind mehr oder minder deutlich übergewichtig.

Von 20 Diabetes-Patienten erkranken 19 am Typ-2-Diabetes. Und hier liegt die Chance der präventiven Medizin durch Bewegung. Regelmäßiges Ausdauertraining wirkt wie zusätzliches Insulin. Regelmäßige Bewegung führt zur Gewichtsreduktion. Auch bei genetischer Anlage zum Typ-2-Diabetes lässt sich durch Bewegung und Ernährung eine klinisch bereits manifeste Erkrankung in ein Vorstadium zurückdrängen. Und das ist mehr als erstrebenswert, denn Diabetes hat Folgen:

Mögliche Folgen des Typ-2-Diabetes

- Gefäßerkrankungen: Mikro- und Makroangiopathie (Arteriosklerose)
  → ca. 28.000 Typ-2-Diabetiker pro Jahr verlieren ein Körperteil durch Amputation
- Mikroangiopathie: führt zur Nähr- und Sauerstoffunterversorgung der Netzhaut
  → ca. 7.000 Typ-2-Diabetiker pro Jahr erblinden
- Makroangiopathie: Schädigung der Nierenfunktion bis hin zu Dialyse und Transplantation
  → ca. 4.000 Typ-2-Diabetiker pro Jahr werden Dialyse-Patienten

Beim heutigen Entwicklungsstand der kurativen Medizin lässt es sich sicherlich mit Diabetes leben. Besser leben lässt es sich allerdings ohne Medikamente, Diätpläne, Einschränkungen in der Alltagsplanung ... aber mit 100-prozentiger Eigenverantwortlichkeit für die eigene Gesundheitsvorsorge.

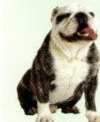 **Wenn der Schweinehund mal wieder zupackt:** Also, jetzt das Buch zur Seite zu legen, wäre wirklich dumm von Ihnen. Die härtesten Fakten haben Sie schließlich durch und kommen schon bald zu den ganz praktischen Dingen ...

TOP 4: RADIKALE VERLUSTE BEI KRAFT UND AUSDAUER

Soweit die Aussagen zur medizinischen Prognose. Doch auch diejenigen, die ein gesundheitliches Risiko durch körperliche Passivität für sich immer noch nicht in Erwägung ziehen, kommen an körperlichen Konsequenzen nicht einfach so vorbei. Kontinuierlich verlieren die Passiven an Kraft und Ausdauer. Hierzu ein kleiner Test:

- Füllen Sie eine Kiste mit Büchern, so dass Sie diese gerade noch heben können.
- Zweckentfremden Sie nun Ihre Körperwaage und wiegen Sie die Kiste.

- Entfernen Sie nun die Anzahl an Büchern, die einem Fünftel des Gesamtgewichts entsprechen.

Die Bücher in der Kiste entsprechen dem maximalen Gewicht, das Sie in zehn Jahren noch heben können, auch wenn Sie ansonsten körperlich gesund bleiben. Wer körperlich inaktiv ist, verliert pro Jahr zwei Prozent seiner Kraft. In zehn Jahren sind das 20 Prozent Kraft, also genau 1/5, was exakt dem Bücherstapel neben der Kiste entspricht.
Eines sollte bis hierhin klar geworden sein: Wenn ich mich nicht um meinen Körper kümmere, wenn ich also nicht meinen kontraproduktiven Lebensstil ändere, dann werde ich früher oder später dafür zahlen müssen. Das ist wissenschaftlich belegt. Ohne Diskussion.

PRÄMIE: GESUNDHEIT UND AKTIVITÄT FÜR KÖRPER UND GEIST

Sport mit Perspektive zu betreiben, um der Gesundheit und des eigenen Wohlbefindens willen, dafür gab es schon immer gute Gründe. Aber wie profitiert der angehende Minimalsportler nun genau von den Wohltaten körperlicher Bewegung? Hierzu eine kurze Bestandsaufnahme der Leistungszentren unseres Körpers:

Ohne Training verlieren Sie pro Jahr zwei Prozent Ihrer Kraft und ein Prozent Ihrer Ausdauerleistungsfähigkeit.

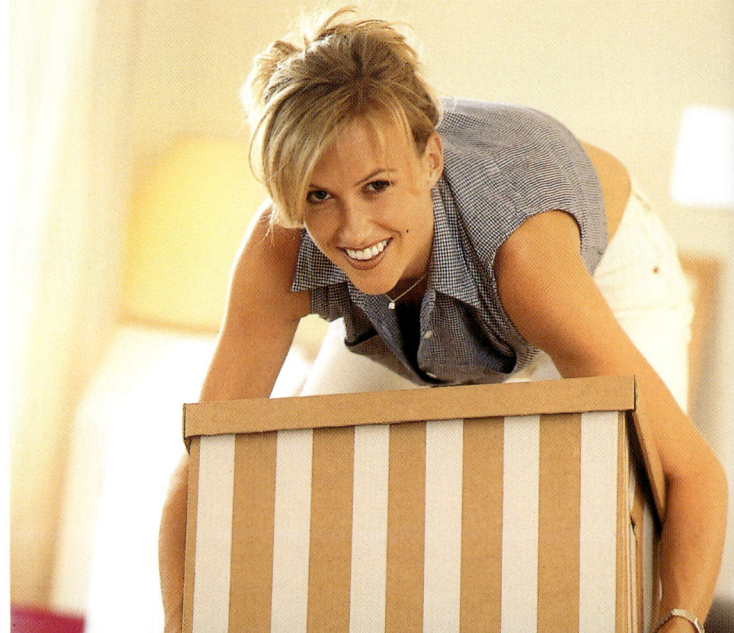

> „Von den Muskeln über die Knochen bis hin zu den Lungen, ja sogar zum Gehirn, erhalten Läufer und Läuferinnen ihre Leistungsfähigkeit und Jugend länger als Altersgenossen, die nicht Sport treiben."
> (American Journal of Medicine, April 1987)

Damit sich Muskeln nicht in Luft auflösen

Der Mensch verliert an Substanz. Ab 30 verliert er pro Jahr drei bis fünf Prozent der Muskelfasern. Anfangs betrifft der Schwund die schnell kontrahierende Muskulatur, die Muskulatur des Ausdauersportlers verschwindet erst später. Hier lautet also das Motto: Use it or lose it. Über die natürliche Alterung der Muskulatur hinaus bleiben sportlich aktive Menschen körperlich jünger als passive Altersgenossen.

Da beim Laufen allerdings vorwiegend die unteren Extremitäten trainiert werden, ist auch der Oberkörper des Läufers vom Muskelverlust betroffen. Deshalb ist bei ihm ein ergänzendes Krafttrainingsprogramm für Arme, Schultern, Bauch und Rücken erforderlich (s. S. 105).

Knochen wollen gefordert werden

Das Bauwerk Knochen braucht einen mäßigen, aber regelmäßigen Belastungsreiz, damit die Bilanz der Auf- und Abbauprozesse im positiven Bereich bleibt. Besonders bei der Osteoporose-Risikogruppe „weiblich, um die 40" ist ein regelmäßiges Training in Kombination mit entsprechender Ernährung (s. S. 114) mehr als empfehlenswert. Bereits bei Einsteigern ist im Laufe von einigen Monaten, bei manchen schon nach einigen Wochen, eine Verbesserung der Knochendichte festzustellen.

Aktiv mit jedem Herzschlag

Ein durch Ausdauertraining geübtes Herz ist wie ein leistungsfähiger Motor mit großem Hubraum. Ein kleineres, untrainiertes Herz muss im Vergleich viel öfter schlagen, um eine vergleichbare Leistung zu bringen. Entsprechend höher ist der Verschleiß. Um aus dem eigenen Herzen ein Organ mit viel Platz für das Wesentliche zu machen und gleichzeitig seine Lebensdauer zu erhöhen, muss man auch nicht zum Hochleistungs-Sportler werden: Wer laut WHO mehr als 1000 Kalorien pro Woche zusätzlich durch Ausdauersport verbrennt, reduziert sein Herzinfakt-Risiko um 20 Prozent. Bei einem Verbrauch von 130 Kilokalorien in 10 Minuten – das entspricht einem gemäßigten Lauftempo – genügen also bereits drei Trainingseinheiten pro Woche, um Herz und Kreislauf in Schuss zu halten. Und das haben unsere „sportlichen Einsteiger" bereits nach acht Wochen mühelos im Griff (s. S. 100).

Für einen tiefen Lungenzug ...

Sind Sie nach drei Etagen Treppensteigen schon aus der Puste? In Zukunft muss das nicht mehr so sein, und auch in den fortgeschrittenen Jahren gibt es so etwas wie „Alters-Kurzatmigkeit" eigentlich nicht. Was sich verändert, ist die Leistungsfähigkeit der Muskulatur, die an der Atmung beteiligt ist. Verliert sie durch mangelnde Belastungsreize an Flexibilität und Elastizität, bleibt irgendwann ganz sicher einmal die Luft weg. Dann hilft allerdings nicht der Aufzug, sondern das Ausdauertraining.

(Geistig) Beweglich bis ins hohe Alter

Das Gehirn profitiert natürlich auch von der guten Versorgung, die ein ausdauertrainierter Körper ihm zukommen lassen kann: Eine bessere Sauerstoff- und Nährstoff-Versorgung und ein aktiverer Zellstoffwechsel halten die Schaltzentrale unseres Körpers in Schwung. Sie dankt es uns durch ein besseres Gedächtnis, schnellere Reaktionen und klarere Gedankengänge – bis hinein ins hohe Alter. Auch das reibungsfreie Zusammenspiel von Sehnen, Muskeln und Gelenken ist keine Gott gegebene Angelegenheit. Ebenso wenig nimmt es der Herr in den späteren Jahren: Die einmal verlorene Beweglichkeit lässt sich wieder zurückerobern, indem das Ausdauerprogramm durch Stretching und minimales Krafttraining sinnvoll ergänzt wird (s.S. 105).

Laufen - die „bessere" Diät

Ab dem 25sten Lebensjahr nimmt der Inaktive pro Jahr ein Kilogramm Fett zu. Die Waage zeigt das noch nicht einmal immer direkt an, denn auch wenn das Körpergewicht gleich bleibt, verschiebt sich das Verhältnis zwischen Muskel- und Fettmasse: Fett nimmt kontinuierlich mehr Raum in Ihrem Leben ein. Bei Ausdauersportlern mit gemäßigtem Trainingsprogramm reduziert sich diese Fettmenge um 750 Gramm. Wer mehr als 25 Kilometer pro Woche läuft, bekommt sogar überhaupt nicht mehr „sein Fett weg".

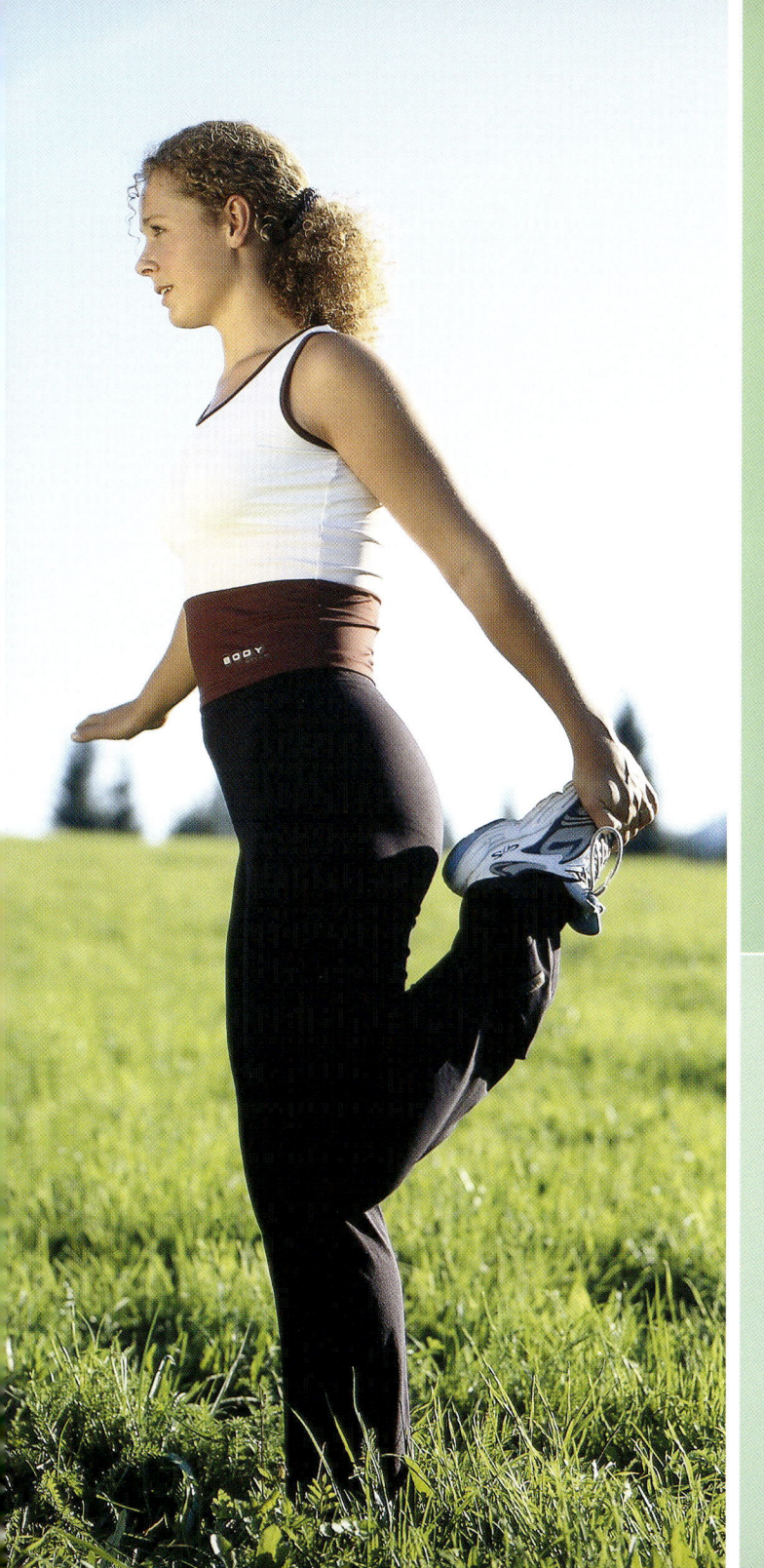

DER SELBSTTEST

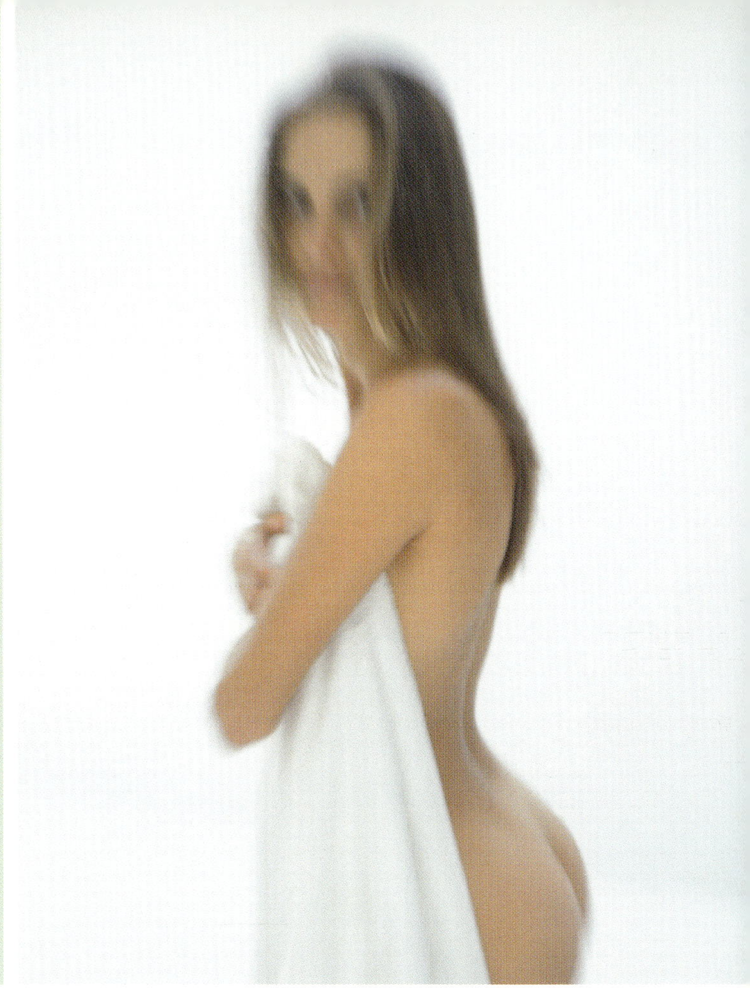

Nun, sind Sie überzeugt? Reift langsam der Vorsatz zum festen Entschluss, endlich ernst zu machen mit dem gesundheitsorientierteren Leben? Sehr gut! Ist das Ziel nämlich erst fest ins Auge gefasst, kann nicht mehr viel schief gehen. Im nächsten Schritt werden Sie Ihren Startpunkt auf dem Weg zu mehr Fitness bestimmen. Das heißt: „Testen Sie sich selbst!" – Ihre Koordinationsfähigkeit, Ausdauer, Beweglichkeit und Kraft. Doch vor

dieser Aufnahme Ihres persönlichen Status quo empfehle ich Ihnen eine andere Art der Bilanzierung: den einfachen, aber ehrlichen Blick in den Spiegel ...

EINEN AUGENBLICK MAL: DIE NACKTEN TATSACHEN

Bei unseren präventiv-medizinischen Seminaren ist eine der ersten Aufgaben unserer Seminarteilnehmer, sich für eine Zeit lang auf ihre Zimmer zurückzuziehen und sich ein-

mal mit ihrem Spiegelbild auseinander zu setzen – nackt, wie Gott sie geschaffen hat. Im Alltag wird auch der Blick schnell zur Routine, über kleine, vielleicht unwillkommene körperliche Veränderungen geht man gern und rasch hinweg, größere gehören „halt zu meinem Typ". Doch klammern Sie einfach einmal die Seh-Gewohnheit aus und beantworten Sie sich selbst ein paar Fragen. Einige geben wir Ihnen als Anregung mit auf den Weg:

■ Wenn Ihr Gesicht Ihnen als ein fremdes in einer Menschenmasse auffallen würde, welchen Eindruck hätten Sie? Strahlt es Harmonie aus? Sind bereits leichte Sorgenfältchen zu sehen? Oder ist es das Gesicht einer/s Gestressten? Finden Sie es sympathisch?

■ Was für ein Lebensgefühl hat der Mensch im Spiegel?

■ Richten Sie den Blick auf Ihren Körper. Wo sind Ihre Pluspunkte? Was ist ganz besonders gelungen an Ihrer Anatomie? Was mögen Sie an sich, was soll so bleiben, wie es ist?

■ Nun schließen Sie die Augen und versetzen Sie sich zurück in die Zeit Ihrer Jugend. Schaffen Sie Distanz zu der Person, die Sie täglich im Spiegel sehen. Gab es einen Punkt in Ihrem Leben, wo Sie sich schon einmal darüber Gedanken gemacht haben, wie Sie in Ihrem jetzigen Alter hätten aussehen wollen? Lassen Sie dieses Bild klar und deutlich vor Ihr geistiges Auge treten.

■ Öffnen Sie die Augen wieder und betrachten Sie sich nun aus diesem etwas anderen Blickwinkel. Was sehen Sie jetzt? Was ist aus den Vorstellungen Ihrer vergangenen Tage geworden? Was fällt Ihnen jetzt auf, worüber Sie sonst mehr oder minder hinweggesehen haben?

Persönliche Ziele klar zu umreißen, lohnt sich immer. Die meisten Menschen legen bereits früh die von ihnen gewünschte Karriere oder Lebensplanung fest und können dann ihre Kräfte effektiv einsetzen, um ihre Vorsätze in die Tat umzusetzen. Doch wie viel weniger Aufmerksamkeit erfährt der Körper! Dabei haben die meisten eigentlich eine recht deutliche Vorstellung davon, wie sie sich ihre äußere Erscheinung wünschen. Wenn Sie alles in allem mit dem, was Sie im Spiegel sehen, zufrieden sind ... umso besser! Wenn Sie es nicht sind, behalten Sie Ihre innere Vorstellung von sich selbst und Ihre äußere Erscheinung – so, wie es jetzt

DER BLICK IN DEN SPIEGEL

	1	2	3	4
■ Mein Lebensgefühl in vier Schlagworten				
■ Meine innere Vorstellung von mir selbst in vier Schlagworten				
■ Was gefällt mir?				
■ Was will ich verändern?				

ist – klar vor Augen. Beides wird durch das PRÄMIEN-Konzept eine Veränderung erfahren …

DER TEST: WIE FIT BIN ICH?

So viel zum ersten Teil Ihrer persönlichen Bilanz, Ihrem Selbstbild. Nun ist es an der Zeit, dass Sie Ihre Fitness auf den Prüfstand stellen. Im folgenden Test durchlaufen Sie fünf verschiedene Stationen, in denen Sie die Fähigkeitsbereiche

1. Koordination,
2. Ausdauer,
3. Beweglichkeit,
4. dynamische Kraft,
5. statische Kraft

einzeln checken. An jeder Station bekommen Sie Punk-te, so dass Sie sich nach der Gesamtauswertung am Ende des Tests selbst ein Bild davon machen können, wo Sie mit Ihrer körperlichen Leistungsfähigkeit derzeit stehen. Die Tests sind einfach und mit wenigen Hilfsmitteln durchzuführen.

Für den Test benötigen Sie:

- eine Stoppuhr oder eine Uhr mit Sekundenzeiger,
- eine Treppenstufe oder eine Kiste von 30 Zentimetern Höhe,
- einen Zollstock und Klebeband,
- einen Hocker,
- ein Stück Kreide.

Wie Sie die Tests durchführen müssen, ist an jeder Station beschrieben. Die Bewertung erfolgt, wenn dies erforderlich ist, nach Alter gestaffelt und ist den entsprechenden Tabellen zu entnehmen. Ihre Einzelbewertungen tragen Sie bitte in den Auswertungsbogen unten ein.
Aber nun zum Test. Die Auswertung folgt später.

1. KOORDINATION

Die Situation ist klassisch und funktioniert immer wieder: Der Kaffee trinkende Träger einer Armbanduhr wird nach der Uhrzeit befragt, reagiert als höflicher Mensch mit promptem Blick auf die Zierde seines Handgelenks und erntet statt eines dankbaren Kommentars einen höchst undankbaren Kaffeefleck auf

Auf der Tabelle S. 49 können Sie nachsehen, wo Sie mit Ihren Punktzahlen stehen.

FITNESS-CHECK-UP

Testverfahren	erreichte Punktzahl im Einzeltest
1. Einbein-Stand	
2. Stepp-Test	
3. Rumpfbeuge	
4. Jump and Reach	
5. Seitstütz	
Meine Gesamtpunktzahl:	

dem Anzug. – Ebenso alltäglich ist der baumelnde Schnürsenkel beim Einkaufsbummel. Klärt man die offene Angelegenheit eher auf sicherem Gossen-Niveau oder in den schwindelnden Höhen des Einbein-Standes? Die in diesem Fall empfehlenswertere Variante ist eine Frage der persönlichen Koordinationsfähigkeit.

„Koordination" ist ein Sammelbegriff für eine Anzahl von Fähigkeiten, die im Zusammenspiel den angestrebten Bewegungsablauf möglichst fein und der jeweiligen Situation angemessen abstimmen. Hierher gehören der Sinn für Gleichgewicht, Rhythmus, vorausschauendes Denken, Reaktionsvermögen und die Fähigkeit, einzelne Bewegungsabläufe sinnvoll miteinander zu verbinden. Und dies alles will ein Leben lang trainiert werden, denn falls dies nicht passiert, nimmt das Spektrum der gesamten Bewegungsmöglichkeiten kontinuierlich ab. In den frühen Lebensjahren, den Zeiten des größten Bewegungsdrangs, ist der Mensch nur allzu bereit, dieses Training in das Tagesprogramm aufzunehmen: Klettern, balancieren, Kopf- und Einbein-Stand werden zu sportlich-spielerischen Wettkampfdis-

ziplinen. Doch bereits in der Pubertät entwickelt sich diese Fähigkeit wesentlich langsamer, um ab dem 30sten Lebensjahr für 20 Jahre zu stagnieren bzw. still und heimlich verloren zu gehen. Manch einer findet sich dann mit 60 in bezug auf die Koordination dort wieder, wo er bereits als Siebenjähriger stand. So hatten wir uns Anti-Aging nicht vorgestellt! Und wo stehen Sie?

Testanweisung Einbein-Stand
Beim Einbein-Stand versuchen Sie, fünf verschiedene Schwierigkeitsstufen auszuführen. Beginnen Sie mit Stufe I und steigern Sie sich, wenn möglich. Wird ab Schwierigkeitsstufe II das Spielbein eingesetzt oder berührt es den Boden, muss der Test abgebrochen werden. Je mehr Schwierigkeitsstufen Sie erreichen, desto besser steht es um Ihre Koordinationsfähigkeit. Notieren Sie sich die Punktzahl der erreichten Stufe.

1. Stellen Sie die Füße geschlossen nebeneinander. Schließen Sie die Augen und zählen Sie langsam bis zehn. War das kinderleicht oder sind Sie doch schon mal ins Wanken geraten?
2. Ab Schwierigkeitsstufe II stellen Sie sich auf Ihr be-

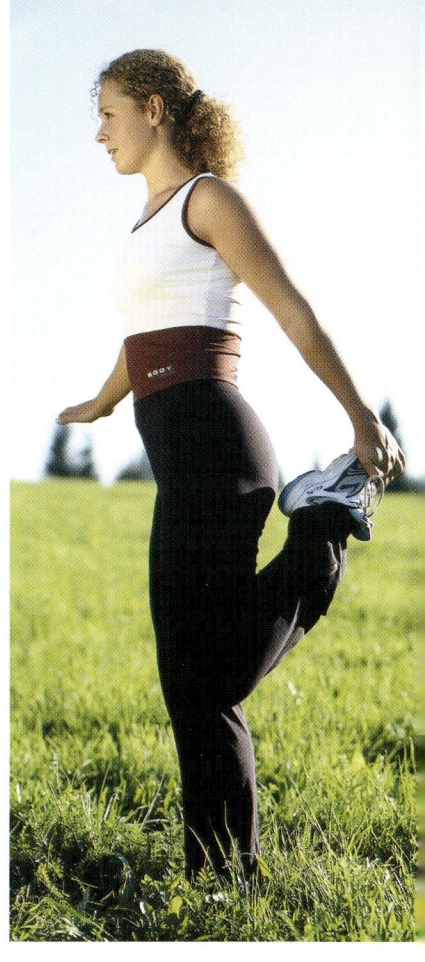

vorzugtes Bein, das Spielbein liegt locker auf der Wade des Standbeins auf. Die Arme können zur Stabilisierung des Standes eingesetzt werden, so dass Sie das Gleichgewicht besser halten können. Diesmal dürfen Sie auf Ihre Uhr schauen, um die Testzeit von zehn Sekunden abzulesen. Die Aufgabe ist bestanden, wenn Sie mindestens über diese Zeitdauer in unveränderter Haltung auf derselben

Stelle stehen bleiben können.

3. Wie 2., die Übung wird jedoch mit geschlossenen Augen durchgeführt.

4. Wie 2., nun setzt allerdings nicht der ganze Fuß auf, sondern Sie balancieren Ihr Körpergewicht auf dem vorderen Ballenbereich und den Zehen. Die Augen sind geöffnet.

5. Wie 4., die Übung wird jedoch mit geschlossenen Augen durchgeführt.

2. AUSDAUER

Ausdauer ist eine körperliche Fähigkeit, die nicht nur beim Marathon gute Dienste leistet. Sie ist auch sehr nützlich, um gegen die kleinen Widrigkeiten des Alltags gewappnet

zu sein. Was machen Sie zum Beispiel, wenn der Aufzug ausfällt? Bei einem unserer Seminare zur Präventivmedizin befand sich das Frühstücksbüfett in der 11. Etage. Die Teilnehmer hatten sich bereits am Aufzug versammelt und reagierten auf meinen Vorschlag, doch die Treppe zu nehmen, anfangs mit ungläubigem Staunen, Gelächter und allgemein bekannten laxen Sprüchen … Nach der dritten Etage war dann Funkstille. Die Gespräche waren verstummt, die Geräuschkulisse nun bestimmt von den Strömungsgeräuschen heftigst arbeitender Lungenflügel. Nach der fünften Etage verließen dann die ersten den Ort des akti-

ven Geschehens, und letztlich erreichte ein versprengtes Häuflein von nur drei Standhaften zu Fuß das Frühstücksbüfett – zwei davon brauchten allerdings vor dem wohlverdienten Kaffee erst einmal ein Sauerstoffzelt. Die Teilnehmer waren sich einig: Alle waren überrascht, wie fordernd eine solche gerne gemiedene Alltagsbelastung eigentlich ist.

Testanweisung Stepp-Test
Dieser Test lässt sich am besten an einer Treppenstufe oder mit Hilfe einer Kiste o.ä. (Höhe: ca. 30 Zentimeter) durchführen. Außerdem benötigen Sie eine Uhr mit Sekundenzeiger oder eine Stoppuhr.

AUSWERTUNG KOORDINATION: EINBEIN-STAND

Schwierigkeitsstufe	I	II	III	IV	V
Aufgabe (Testdauer: mind. 10 sec.)	beidbeiniger Stand mit geschlossenen Augen	Einbein-Stand mit geöffneten Augen	Einbein-Stand mit geschlossenen Augen	einbeiniger Zehenstand mit geöffneten Augen	einbeiniger Zehenstand mit geschlossenen Augen
Bewertung	sehr schwach	schwach	genügend	gut	ausgezeichnet
Punktzahl	1	2	3	4	5

1. **Üben Sie den Vierer-Rhythmus.** Sie stehen am Fuße der Treppe oder vor der Kiste und setzen erst den rechten Fuß auf die Stufe, dann den linken: Die Stufe ist erklommen. Nun kehren Sie in die Ausgangsposition zurück, indem Sie zuerst den rechten Fuß wieder hinuntersetzen und dann den linken. – Diesen Zyklus (rechts rauf – links rauf – rechts runter – links runter) sollten Sie so durchführen, dass Sie ihn etwa 24-mal pro Minute schaffen. Sollten Sie keine Stufe von genau 30 Zentimeter Höhe zur Verfügung haben, müssen Sie die Schrittfrequenz anpassen.

Diese berechnet sich nach der Formel: Frequenz = 24 x 30 / Höhe der Stufe. Wenn Sie das Gefühl für die erforderliche Geschwindigkeit gewonnen haben, lassen Sie Ihren Puls erst einmal zur Ruheleistung zurückkehren.

2. **Testen Sie Ihre Ausdauer.** Führen Sie den Stepp-Test drei Minuten lang durch. Messen Sie dann unmittelbar im Anschluss Ihren Puls an der Halsschlagader über 60 Sekunden, also wie oft Ihr Herz pro Minute schlägt, und vergleichen Sie die gemessene Pulsfrequenz mit den unten angegebenen Werten (Männer auf Seite 45). So können Sie den Stand Ihrer Ausdauerleistungsfähigkeit messen.

3. BEWEGLICHKEIT

Auch die Beweglichkeit wird für die meisten erst dann, aber meistens nur kurzfristig, zum Thema, wenn sie auf dem Prüfstand steht. Zum Beispiel beim Stretching-Kurs, zu dem Sie eine Freundin nach mehrmaliger Ermahnung hat mitschleppen können. Bei einer Übung – Sie sitzen auf dem Boden, die Beine sind gestreckt, die Knie durchgedrückt und Ihre Aufgabe ist es, die Zehenspitzen mit den Fingern zu erreichen – stellen sich Ihnen wie von selbst folgende Fragen: Sind meine Arme kürzer geworden? Oder die Beine länger?

AUSWERTUNG AUSDAUER: STEPP-TEST – PULSFREQUENZ FRAUEN

Alter (Jahre)	18-25	26-35	36-45	46-55	56-65	> 65	
Bewertung			Pulsfrequenz (Schläge/min)				Punktzahl
sehr schwach	> 142	> 142	> 142	> 138	> 138	> 136	1
schwach	126-140	126-140	124-140	124-136	124-136	124-134	2
genügend	110-124	114-124	114-122	118-122	116-122	120-122	3
gut	94-112	94-112	94-112	94-116	94-114	94-118	4
ausgezeichnet	< 92	< 92	< 92	< 92	< 92	< 92	5

(nach Spring et al. 1997)

Muss wohl so sein. Denn vor zwei Jahren klappte das doch noch reibungslos ...

Testanweisung Rumpfbeuge
Am besten führen Sie diesen Test auf der untersten Stufe Ihrer Treppe durch. Zur Not können Sie auch einen Hocker verwenden, allerdings nur dann, wenn Sie sich sehr gut auf Ihren Gleichgewichtssinn verlassen können! Außerdem benötigen Sie einen Zollstock oder ein Maßband. Dieses befestigen Sie nun so mit Klebeband an der Treppenstufe oder an der Kante des Hockers, dass Sie jeweils 15 Zentimeter oberhalb und unterhalb der Stufe oder Sitzfläche ablesen können.

1. **Testen Sie Ihre Beweglichkeit.** Stellen Sie sich nun auf die Stufe bzw. den Hocker und beugen Sie den Oberkörper nach vorn. Strecken Sie Ihre Arme nach unten und versuchen Sie, einen möglichst tiefen Messpunkt zu erreichen. Achten Sie darauf, dass die Knie ganz durchgestreckt sind und bleiben. Diese Position muss mindestens zwei Sekunden gehalten werden können.
2. **Messen Sie den Finger-Boden-Abstand.** Gemessen wird nun der Finger–Boden–Abstand in Zentimetern. Als Nullpunkt der Skala gilt die Höhe der Standfläche. Befindet sich der Messwert oberhalb der Standfläche, liegt er im Minusbereich. Liegt er unterhalb der Standfläche, ergibt sich ein positiver Wert.

4. KRAFT
Jede Bewegung, jede noch so kleine Aufgabe, die wir ausführen, erfordert Kraft: Essen, Atmen, Verdauen, die Blutzirkulation ... und selbstverständlich auch der Wasserkasten, der in die fünfte Etage getragen werden will. Kraft ist unsere Fähigkeit, durch Muskeltätigkeit äußeren Kräften entgegenzuwirken und diese zu überwinden. Ein alltägliches Geschäft, das uns Freiheit und Selbstständigkeit ermöglicht und das erst dann seine Selbstverständlichkeit verliert, wenn es uns irgendwann einmal an Kraft fehlen sollte. Denn nicht jeder hat einen netten Nachbarn, der klaglos den Wasserkasten-Transport übernimmt ... Dabei gilt es, zwei Krafttypen zu unterscheiden: die dynamische Kraft, bei der es darauf ankommt, Kräfte möglichst schnell freisetzen zu können, und die statische Kraft, bei der es um die Ausdauerleistung geht.

Dynamische Kraft
Die süßesten Früchte hängen am höchsten. Wohl dem, der in diesem Fall gut springen kann. – In diesem Fall ist die dynamische Kraft gefragt, unsere Fähigkeit, Kräfte schnell freizusetzen. Wer in Beruf und Privatleben hochgesteckte Ziele erreichen will, entfaltet zwangsläufig eine Menge dynamischer Fähigkeiten. Aber mal ehrlich, welcher ernst zu nehmende erwach-

AUSWERTUNG AUSDAUER: STEPP-TEST – PULSFREQUENZ MÄNNER

Alter (Jahre)	18-25	26-35	36-45	46-55	56-65	> 65	
Bewertung			Pulsfrequenz (Schläge/min)				Punktzahl
sehr schwach	> 130	> 130	> 132	> 135	> 131	> 133	1
schwach	114-126	116-126	118-128	121-130	118-128	119-128	2
genügend	102-110	104-114	108-116	113-120	109-116	109-116	3
gut	88-101	88-101	94-105	96-109	97-105	95-104	4
ausgezeichnet	< 85	< 85	< 90	< 93	< 93	< 92	5

(nach Spring et al. 1997)

AUSWERTUNG BEWEGLICHKEIT: RUMPFBEUGE – FRAUEN

Alter (Jahre)	18-25	26-35	36-45	46-55	56-65	> 65	
Bewertung			Finger-Boden-Abstand (cm)				Punktzahl
sehr schwach	< -2	< -3	< -4	< -5	< -7	< -9	1
schwach	-2 – 3	-3 – 1	-4 – -1	-5 – -1	-7 – -3	-9 – -3	2
genügend	4-8	2-5	0- 4	0-2	-2-1	-1 – -4	3
gut	8– 13	6– 11	5– 10	3–8	2–7	0–5	4
ausgezeichnet	> 13	> 11	> 10	> 8	> 7	> 5	5

(nach Bös et al. 1992)

AUSWERTUNG BEWEGLICHKEIT: RUMPFBEUGE – MÄNNER

Alter (Jahre)	18-25	26-35	36-45	46-55	56-65	> 65	
Bewertung			Finger-Boden-Abstand (cm)				Punktzahl
sehr schwach	< -6	< -9	< -9	< -11	< -12	< -13	1
schwach	-6 -2	-9 – -2	-9 – -3	-11 – -6	-12 – -7	-13 – -8	2
genügend	-1 -2	-3 -0	-4 -0	- 5 -0	- 6 – -1	- 7 – -1	3
gut	3–8	1–6	1–6	1–5	0–5	- 2 –3	4
ausgezeichnet	> 8	> 6	> 6	> 5	> 5	> 3	5

(nach Bös et al. 1992)

Wenn Sie beim ersten Versuch nicht ganz so hoch kommen: Sie haben ja noch zwei weitere.

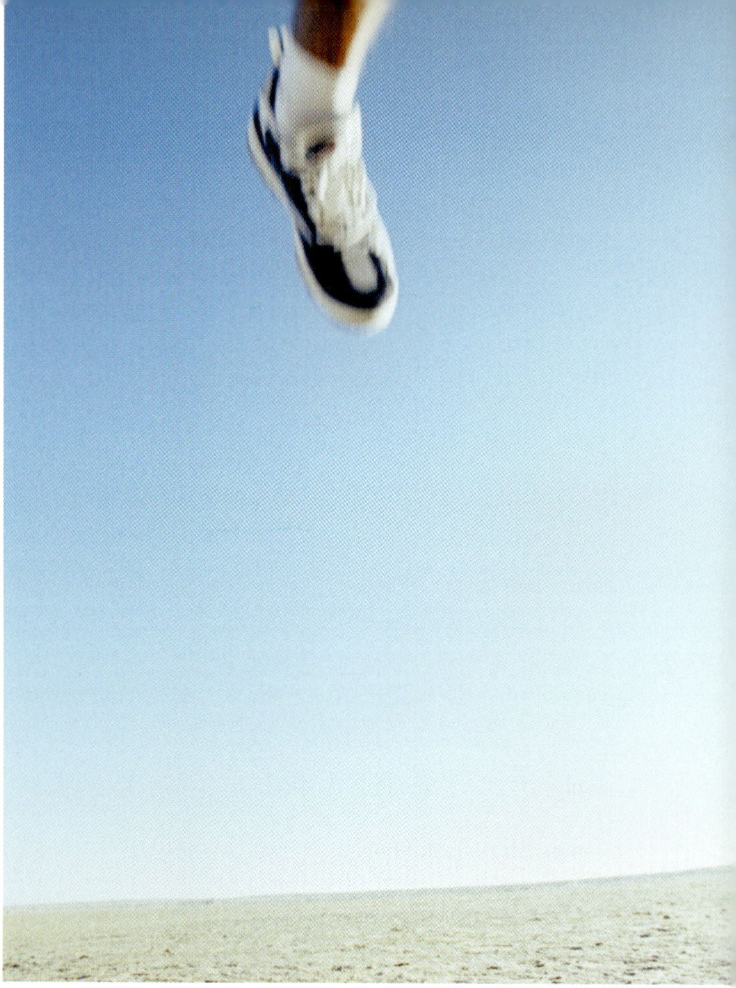

sene Mensch springt schon mit weißen Kreidefingern an der Wand hoch ... ? Tun Sie es! Springen Sie (nicht nur) über Ihren Schatten – Ihrem guten Testergebnis zuliebe.

Testanweisung Jump and Reach
Auch für diesen Test benötigen Sie nicht viel: ein Maßband bzw. Lineal und ein Stück Kreide oder Zeichenkohle. Zur Not tut es auch ein angefeuchteter Finger.

1. **Zu Beginn: ein kurzes Warm-up.** Vor diesem Test sollte Ihre Beinmuskulatur aufgewärmt sein! Laufen Sie daher zunächst zwei Minuten locker auf der Stelle.
2. **Messen Sie Ihre Spannweite.** Stellen Sie sich vor eine Wand, strecken Sie beide Arme nach oben und markieren Sie mit den Spitzen Ihrer Mittelfinger Ihre Spannweite. Zu diesem Zweck können Sie Ihre Fingerspitzen anfeuchten oder mit Kreide

bestreichen. Die Markierungspunkte sollten schulterbreit auseinander und auf gleicher Höhe liegen.
3. **Jump and Reach!** Treten Sie nun etwa 20 bis 30 Zentimeter von der Wand zurück und stellen Sie sich seitlich zu ihr. Springen Sie mit beiden Beinen und mit beliebiger Ausholbewegung vom Boden ab und tippen Sie mit dem Mittelfinger der wandnahen Hand möglichst hoch an die Wand. Achtung Decke!

4. **Messen Sie Ihre Sprung-höhe.** Gemessen wird der vertikale Abstand zwischen der Reichhöhe im Stand und der erreichten Höhe im Sprung. Machen Sie drei Versuche: Der beste Sprung wird gewertet.

Statische Kraft

In diesem Test interessiert uns die Kraftkomponente, die durch Kontraktion des Muskels entsteht, ohne dass der Zeitfaktor eine Rolle spielt. Hier geht es ausschließlich um die quantitative Leistungsfähigkeit der Muskulatur als Maß. Sie ist die Grundlage der dynamischen Kraft. Ebenso grundlegend ist ihre Bedeutung für die Erhaltung der körperlichen Gesundheit: Ein gleichbleibendes Kraftniveau ist erforderlich, um Haltungsschwächen, Haltungsverfall und Haltungsschäden vorzubeugen.

Testanweisung Seitstütz
Um das Niveau Ihrer statischen Kraft beurteilen zu können, führen Sie Variationen der Seitstütz-Übung in fünf Schwierigkeitsgraden durch. Alle Übungen müssen **mindestens zehn Sekunden** gehalten werden können, ansonsten ist das Klassenziel nicht erreicht. Je höher der Schwierigkeitsgrad der bewältigten Übung, desto höher Ihre statische Kraft.

1. **Ihre Ausgangshaltung.** Legen Sie sich auf die von Ihnen bevorzugte Körperseite und stützen Sie sich auf den Unterarm. Beachten Sie dabei, dass sich die Schulter genau über dem Ellenbogen befindet, der Oberarm bildet in dieser Position einen rechten Winkel mit der Bodenfläche. Der Körper ist ganz gestreckt: Füße, Knie, Hüfte und Schultern befinden sich auf einer Linie. Die Hüfte hat noch Bodenkontakt.

2. Die **erste Übung.** Beginnen Sie mit der niedrigsten Schwierigkeitsstufe. Bei der ersten Übung beugen Sie beide Beine im Kniegelenk. Ihre Auflagefläche ist nun das untere Knie, wobei sich dieses immer noch auf einer Linie mit Hüfte und Schulter befindet. Drücken Sie die Hüfte nun senkrecht in die Höhe, so dass Ihre Körperachse, die Vertikale Ihres Oberarms und die Bodenoberfläche ein Dreieck bilden. Halten Sie diese Position mindestens zehn Sekunden.

3. Bei der **zweiten Übung** heben Sie zusätzlich das obere Bein gestreckt und so hoch wie möglich an. Achten Sie dabei auf die korrekte Ausgangsposition! Zehn Sekunden halten.

4. Bei der **dritten Übung** strecken Sie beide Beine und setzen die Fußkante des oberen Beines vor die des unteren Beines, so dass Sie beide Füße als Auflagefläche nutzen können. Hüfte wie bei 2. anheben. Zehn Sekunden halten. Achten Sie darauf, dass Ihre Achse noch eine

AUSWERTUNG DYNAMISCHE KRAFT: JUMP AND REACH – FRAUEN

Alter (Jahre)	18-25	26-35	36-45	46-55	56-65	> 65	
Bewertung			Sprunghöhe (cm)				Punktzahl
sehr schwach	< 24	< 22	< 20	< 16	< 14	< 10	1
schwach	24-29	22-25	20-23	16-19	14-17	10-13	2
genügend	30-35	26-30	24-26	20-22	18-20	14-16	3
gut	36-40	31-34	27-29	23-26	20-23	16-19	4
ausgezeichnet	> 40	> 34	> 29	> 26	> 23	> 19	5

(nach Bös et al. 1992)

AUSWERTUNG DYNAMISCHE KRAFT: JUMP AND REACH – MÄNNER

Alter (Jahre)	18-25	26-35	36-45	46-55	56-65	> 65	
Bewertung			Sprunghöhe (cm)				Punktzahl
sehr schwach	< 39	< 38	< 33	< 29	< 20	< 15	1
schwach	39-43	38-41	33-36	29-32	20-24	15-19	2
genügend	44-48	42-45	37-40	33-37	25-29	20-24	3
gut	49-56	46-50	41-45	38-41	30-36	25-30	4
ausgezeichnet	> 56	> 50	> 45	> 41	> 36	> 30	5

(nach Bös et al. 1992)

AUSWERTUNG STATISTISCHE KRAFT: SEITSTÜTZ

Schwierigkeitsstufe	I	II	III	IV	V
Aufgabe	Seitstütz auf einem Knie	Seitstütz auf einem Knie, Spielbein anheben	Seitstütz auf beiden Füßen	Seitstütz auf einem Fuß, freien Arm anheben	Seitstütz auf einem Fuß, Spielbein anheben
Bewertung	sehr schwach	schwach	genügend	gut	ausgezeichnet
Punktzahl	1	2	3	4	5

(nach Legerlotz und Sukopp, 2001)

gerade Linie bildet!

5. Bei der **vierten Übung** nutzen Sie nur den Fuß des unteren Beins als Auflagefläche und legen das obere Bein gestreckt auf das untere. Außerdem heben Sie den freien Arm an.

6. Zu guter Letzt heben Sie das obere Bein gestreckt so hoch wie möglich an, bevor Sie die Hüfte heben.

DIE TESTAUSWERTUNG: WIE GUT GEHT ES MIR WIRKLICH?

Nun zu Ihrem Ergebnis. Ahnen Sie schon, worauf es bei Ihnen hinausläuft? Um die Spannung vor der großen Eröffnung noch ein wenig zu erhöhen, hier noch ein kurzes

Statement zu dem, was Sie da gerade getestet haben, denn – was ist das eigentlich, Fitness? Die Fitness – laut Fremdsprachenlexikon Ihre gute körperliche Gesamtverfassung – ist der Oberbegriff für die motorischen Grundfunktionen, die wir in unserem Test überprüft haben - Ausdauer, Kraft, Koordination und Beweglichkeit. Die Betonung liegt auf dem Wort *Grundfunktion:* Es geht hier nicht um Eigenschaften Ihres Körpers, die es Ihnen ermöglichen, als Schnellste/r von allen die fünf Runden durch den Park zu hetzen. Ganz im Gegenteil. Es geht um Alltagsfähigkeiten oder Alltagstauglichkeiten. Schauen wir uns also Ihren diesbezügli-

chen Ist-Zustand an. Die Auswertung ist ebenso einfach wie der Test. Anhand der Bewertung Ihrer Einzelergebnisse haben Sie sicherlich bereits Ihre starken Seiten und Ihre wunden Punkte erkannt. Auch werden Sie in Ihrem Fitness-Check-up Ihre Gesamtpunktzahl bereits ermittelt haben. Vergleichen Sie sie mit den Ergebnissen der folgenden Tabelle:

23 bis 25 Punkte: Ihre Fitness befindet sich in einem ausgezeichneten Zustand, herzlichen Glückwunsch! Sind Sie sicher, dass Sie nicht heimlich Sport treiben? Und dass es Ihnen auch noch Spaß macht? Es darf nur keiner wissen, oder?

IHRE PERSÖNLICHE FITNESS-BILANZ

Gesamtpunktzahl	23-25	18-22	13-17	8-12	5-7
Ergebnis	ausgezeichnet	gut	genügend	schwach	sehr schwach
Einzelergebnisse der Tests					
Einbein-Stand	5	4	3	2	1
Stepp-Test	5	4	3	2	1
Rumpfbeuge	5	4	3	2	1
Jump and Reach	5	4	3	2	1
Seitstütz	5	4	3	2	1

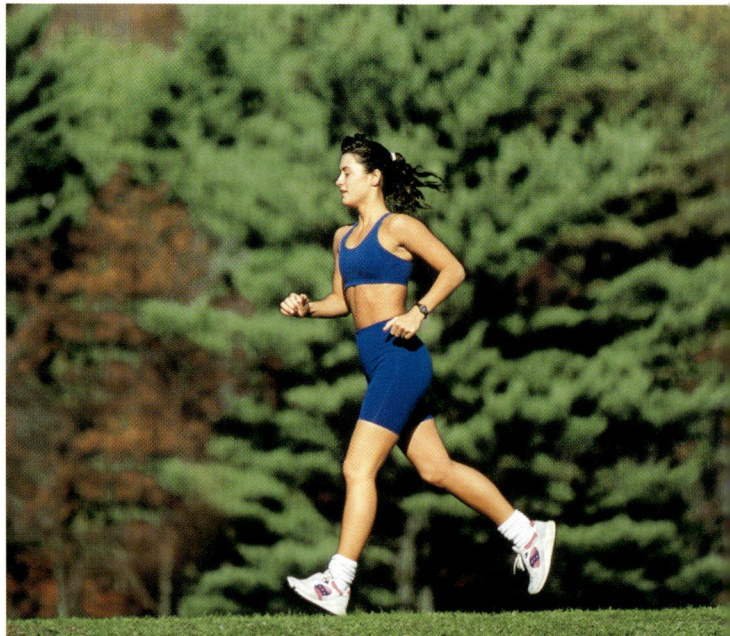

18 bis 22 Punkte: Sie befinden sich in einem guten Fitness-Zustand. Sie können zufrieden sein. Zehren Sie von einer bewegten Vergangenheit oder ist Ihnen einfach eine segensreiche Konstitution mit in die Wiege gelegt worden?

13 bis 17 Punkte: Sie befinden sich in einem immerhin ausreichenden Fitness-Zustand. Für den Alltagsgebrauch reicht es. Noch. Die Zukunft hat vielleicht anderes für Sie parat.

8 bis 12 Punkte: Ihr Fitness-Zustand lässt schon ziemlich zu wünschen übrig, alles in allem: ein schwaches Bild. Ihre persönlichen Gesundheitsrisiken nehmen bereits klare Konturen an – Zeit, um etwas dagegen zu unternehmen!

5 bis 7 Punkte: Der unterste Listenplatz – Alarmstufe Rot! Durch Ihr sehr schwaches Abschneiden in der letzten Saison droht der Abstieg in die Regionalliga. Lag es an der mangelnden Ausdauer, an fehlender Kraft ...? Augenscheinlich an allem. Da hilft nur eines: dringend am Fitnesszustand arbeiten und das möglichst effektiv!

DER BLICK IN DIE ZUKUNFT: WIE GESUND BIN ICH NOCH IN 10 JAHREN?

So viel zu Ihrem derzeitigen Leistungsstand. Wenn Sie im mittleren Punktbereich liegen, den Test also mit einem „ausreichend" abgeschlossen haben, entsprechen Ihre Leistungen der körperlichen Fitness eines durchschnittlichen Untrainierten Ihrer Altersklasse. Die zwei unteren Ränge tragen schon jetzt ein höheres Gesundheitsrisiko mit sich herum, als es Ihrer Altersklasse entsprechen würde. Die beiden oberen haben sich trotz wenig Bewegung eine gute Grundleistungsfähigkeit bewahrt. Das ist zwar erfreulich, heißt aber nicht, dass Sie sich jetzt mit beruhigtem Gewissen in den Ohrensessel zurücksinken lassen können. Denn: Das Leben ist ein Marathon. Der Lebensstil, für den wir uns heute entscheiden, wird darüber bestimmen, wer und in welchem Zustand wir in 5, 10 oder 15 Jahren sind. Und eine Zukunft haben wir schließlich doch alle ...

DAS WIRD SICH IN DEN NÄCHSTEN 10 BIS 15 JAHREN ÄNDERN?

Was sich in einer solchen Zeitspanne alles ändern wird, ist davon abhängig, wo Sie derzeit stehen. Es gibt generelle Veränderungen des Körpers, die jeder Mensch in seinem Leben durchläuft. Diese Entwicklungs- und Reifungsphasen teilen unser Leben in vier große Bereiche ein:

Aufbauphase: Bis zum 20sten Lebensjahr befindet sich der Körper im Aufbau. Mit 20 hat der Mensch seine volle körperliche Leistungskraft erreicht, danach verliert die Erbsubstanz DNA von Jahr zu Jahr ein Prozent ihrer Reproduktionsfähigkeit. Das heißt, dass bereits ab diesen jungen Jahren Stoffwechselprozesse langsamer ablaufen und Reparaturmechanismen des Körpers kontinuierlich weniger effektiv arbeiten. Doch wer denkt in dieser Sturm- und Drangzeit schon an derartige Nebensächlichkeiten ...

Präventionsphase: Zwischen 20 und 30 sollte man versuchen, die einmal erreichte körperliche Leistungsfähigkeit zu erhalten. Zum Ziel führen hier ausgewogene Ernährung, Entspannung und ein angemessenes Bewegungsprogramm. Doch der Körper ist der persönlichen Entwicklung wieder einen Schritt voraus. Für viele lässt die persönliche Aufbauphase – Berufsausbildung, Karrierebeginn, Beziehungen und Familiengründung – kaum Zeit für andere Dinge. Warum auch? Körperlich läuft doch alles bestens ...

So entwickelt sich der Körper: Ab dem 20sten Lebensjahr verlieren wir jährlich ein Prozent der Leistungsfähigkeit unseres Herz-Kreislauf-Systems. Ohne Training verliert die Muskulatur ihre unterstützende Funktion für den Halteapparat. Das Verhältnis Muskelmasse zu Körperfett verschiebt sich zunehmend in Richtung Fett. Osteoporose ist noch kein Thema.

Die DNA verliert Jahr für Jahr etwas mehr von ihrer Reproduktionsfähigkeit.

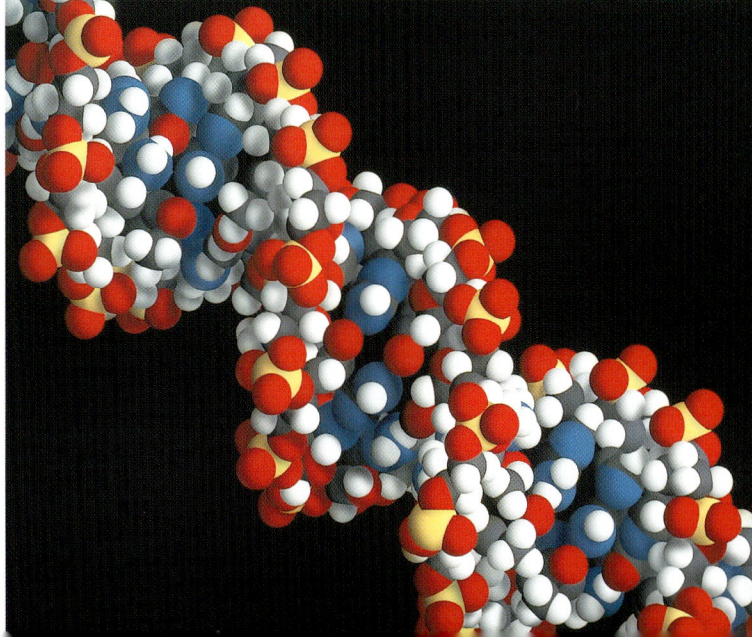

Strategiephase: Zwischen 30 und 40 wird die gesundheitliche Vorsorge immer aufwändiger – und wichtiger. Dies ist die Phase, in der die vorsorgende Planung des eigenen Gesundheitsmanagements für die Zukunft die meisten Früchte trägt: Denn allmählich wird es für den Einzelnen auch körperlich spürbar, dass die Zeit vergeht. Die Waage schlägt nun weiter aus als noch vor zehn Jahren – obwohl man doch nicht mehr isst. Die ersten

Unzulänglichkeiten, Kurzatmigkeiten und kleinen Wehwehchen treten auf. Aber auch das lässt sich noch gut übersehen – wenn man will …

So entwickelt sich der Körper: Das Lebensjahrzehnt, das vielen ein sicheres finanzielles Polster und eine gute Position auf der Karriereleiter bietet, bringt auch eine andere Art des Polsters mit sich – die Gewichtszunahme schlägt jetzt am meisten zu Buche. Die Gründe: Der Körper kommt nun mit immer weniger Kalorien aus, altersbedingt verlangsamen sich die Stoffwechselprozesse, Stress und Termindruck werden eher durch den Griff in die Pralinenschachtel als durch den zum Laufschuh kompensiert. Weniger offensichtlich sind zunächst noch die degenerativen Veränderungen des Herzens.

Alterungsphase: Ab 40, spätestens ab 50 wird eines ganz deutlich geworden sein: Gesundheitsvorsorge dient der Erhaltung der Lebensqualität: Wer zuvor allzu nachlässig mit seiner Gesundheit umgegangen ist, muss nun die Konsequenzen tragen. Trotz all der Pläne, die man noch verwirklichen möchte, trotz der finanziellen Möglich-

keiten und der Freiräume, die einem nun zur Verfügung stehen – da kennt der Körper kein Pardon …

So entwickelt sich der Körper: Ab dem 40sten Lebensjahr verliert unser Immunsystem deutlich an Leistungsfähigkeit. Herzinfarkt ist nicht nur ein Thema der „älteren Jahrgänge" dieses Lebensabschnitts. Ein Drittel aller Herzinfarkt-Patienten sind unter 65. – Durch verminderte aufbauende Stoffwechselaktivität werden die Fresszellen, die Schutzschilder unseres Körpers, immer weniger agressiv: Krebs bekommt so zunehmend eine Chance. Für Frauen ist Brustkrebs die in dieser Lebensdekade am häufigsten auftretende Krebsart. – Wer bis zu diesem Zeitpunkt keinen Sport betrieben hat, hat bereits in den letzten 20 Jahren 20 bis 30 Prozent seiner Muskulatur eingebüßt.

Das wird sich voraussichtlich in den nächsten 10 bis 15 Jahren ändern … wenn Sie nichts tun!
Stellen Sie sich vor, es ist ein ganz normaler Arbeitstag. Sieben Uhr, der Wecker klingelt. Wie gewohnt erwachen Sie mit etwas steifen Gliedern. Um das Bein von links nach rechts aus dem Bett zu heben, müssen Sie sich

schon ein wenig anstrengen. Sie erreichen das Bad und spüren, dass die leichten Rückenschmerzen, die Sie bereits gestern durch den Arbeitstag begleitet haben, noch immer nicht verschwunden sind. Hoffentlich nicht schon wieder die Bandscheiben, mit denen Sie schon vor einem Jahr solche Probleme hatten ...

Nehmen Sie dann in der Eile noch die Treppe, um zum Meeting zu kommen – ohne völlig außer Atem zu sein und erst einmal eine Auszeit zu brauchen, bevor Sie zum Tagesgeschehen übergehen können? Wahrscheinlich können Sie dies noch tun, denn das sind – noch – kleine Alltagswidrigkeiten. Statistisch nachgewiesen ist aber auch, dass der Mensch ohne körperliches Training zwischen dem 30sten und dem 50sten Lebensjahr

■ 20 Prozent der muskulären Leistungsfähigkeit und
■ 60 Prozent der kardiovaskulären, also seiner Herz und Gefäße betreffenden, Leistungsfähigkeit

verliert. Das ist wiederum für die nächsten zehn Lebensjahre von Bedeutung: Für den Lebensabschnitt zwischen 50 und 60 sagt die Statistik jedem zweiten Untrainierten einen kardiovaskulären Insult –

Herzinfarkt, Schlaganfall, Herz-Rhythmus-Störungen – voraus, mit den entsprechend gravierenden Folgen und Einschränkungen. Doch jeder hat die Chance, dieses Risiko um 50 Prozent zu senken, indem er moderate Änderungen im Lebensstil vornimmt.

DAS KÖNNEN SIE FÜR DIE NÄCHSTEN 10 BIS 15 JAHRE ÄNDERN – ZU IHREM EIGENEN WOHL!

Welche Auswirkungen ein kontraproduktiver Lebensstil auf die körperliche Leistungsfähigkeit haben kann, erstaunt mich auch nach jahrelanger Tätigkeit in der Gesundheitsvorsorge immer wieder. Professor Hollmann von der Sporthochschule Köln wollte es 1989 genau wissen: Für eine vergleichende Untersuchung zur Wirksamkeit des Herz-Kreislauf-Trainings hat er im Kölner Raum Männer um die 70 gesucht und gefunden, die bis zu dem damaligen Zeitpunkt völlig untrainiert waren. Nach einem Jahr angeleiteten Ausdauertrainings traten die vormals untrainierten 70-Jährigen gegen körperlich untätige 35-jährige Mitarbeiter eines Kölner Versicherungsunternehmens an. Bei diesem Leistungscheck hatte eine Gruppe nicht den Hauch einer

Chance: die Schreibtischhengste.

Eines ist klar: Selbstverständlich gibt es körperliche Veränderungen, die sich als Konsequenz des natürlichen Alterungsprozesses mit den Jahren einstellen; aber ebenso gibt es allgemein anerkannte „Alterungsprozesse", die vom sportmedizinischen Standpunkt aus schlicht die Folge körperlicher Vernachlässigung sind. Und noch eines gilt es festzuhalten. Viel ist möglich, wenn es um Fitness-Zuwachs geht – egal, wo Ihr Startpunkt ist. Bestes Beispiel sind die „Grauen Panther von Köln" ...

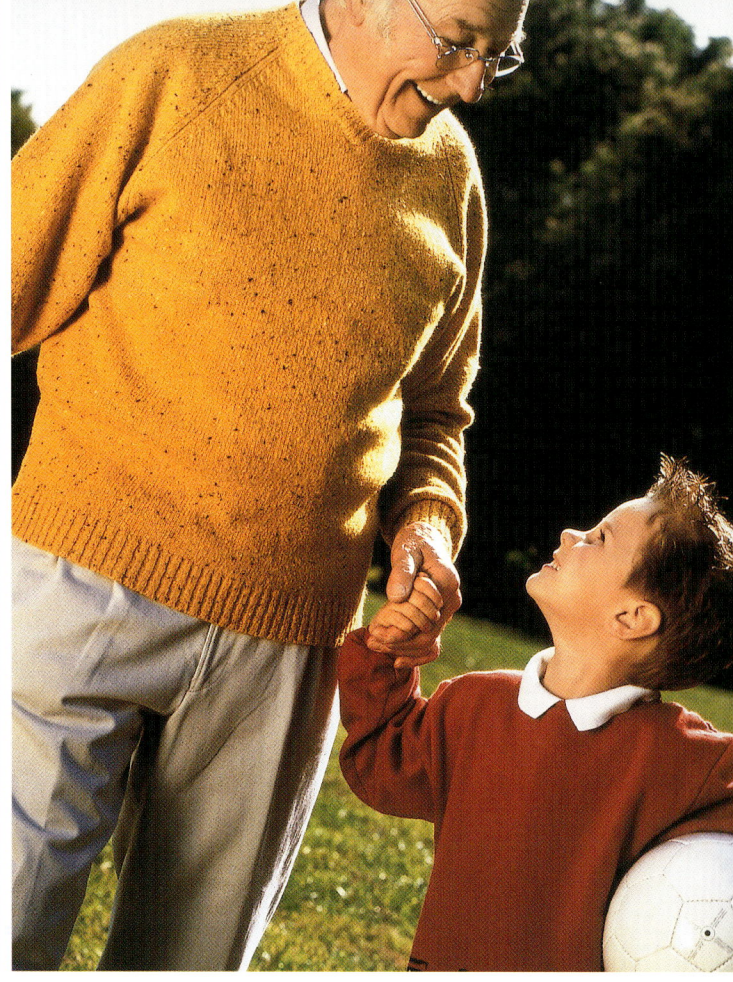

Fit bis ins hohe Alter. Wenn Sie auch noch mit Ihren Enkeln Fußball spielen wollen, sollten Sie möglichst bald mit der Gesundheitsprävention beginnen. Auch wer erst im fortgeschrittenen Alter den Sport für sich entdeckt, kann noch bis zu 60 Prozent der Herz-Kreislauf-Leistungsfähigkeit zurückgewinnen.

Auch wer sich erst im fortgeschrittenen Alter sportlich zu betätigen beginnt, kann noch 60 Prozent der verlorenen Herz-Kreislauf-Leistungsfähigkeit zurückgewinnen.

Hier noch eine Anregung für ein Gedankenspiel, dem die einfache Frage vorausgeht: Hatten Sie Fitness-Wünsche, die Sie in der Vergangenheit gehegt haben? Nun versetzen Sie sich in die Zukunft – Was wollen Sie in 10, 15 oder 20 Jahren noch leisten, unter-

nehmen, erleben, wozu Sie Ihre Fitness benötigen? Ob Sie mit 30 nicht schon nach 50 Metern von Ihrem Husky abgehängt werden wollen, ob Sie anstreben, mit 40 beim Köln-Marathon dabei zu sein oder ob Sie noch mit über 60 mit Ihren Enkeln Fußball spielen möchten: Checken Sie einmal alle Lebensbereiche und schreiben Sie in die Tabelle auf der folgenden Seite jeweils die Vorhaben auf, die Ihre körperliche Fitness verlangen. Sie werden sehen,

das ist nicht so schnell gemacht, wie man meinen könnte ... Nehmen Sie sich ruhig Zeit. Es geht um Ihre Ziele für die Zukunft.

Tipp

Wiederholen Sie den Test zur Gesundheitsperspektive noch einmal in einem halben Jahr, wenn Sie Ihre Erfahrungen mit dem PRÄMIEN-Konzept gemacht haben. Wahrscheinlich werden Sie Ihre Ziele dann schon etwas weiter stecken ...

WAS IST ZU TUN?

Schauen Sie sich einmal genau die Tabelle an. Die Zeitspanne nach unserem körperlichen Lebenszenit ist weitaus größer als die davor. Es ist wichtig, sich das bewusst zu machen. Die meisten lässt diese Tatsache zumindest erst einmal stutzen. Es ist mit dem Älterwerden wie mit der Temperatur: „Gefühlt" und „Gemessen" sind unter Umständen zwei verschiedene Paar Schuhe.

Umso wichtiger ist es, sich für diese lange und hoffentlich weitgehend selbstbestimmte Lebensphase die persönlichen Ziele klar vor Augen zu stellen:

■ *WO wollen Sie hin?*
■ *WAS ist erforderlich, um die gesteckten Ziele zu erreichen? Und*
■ *WAS ist in Ihrem persönlichen Lebenskonzept realisierbar?*

Wohlgemerkt, es geht nicht darum, dass Sie in Zukunft Ihr präventiv-medizinisches Sportprogramm über alles stellen. Sie müssen nicht zum Fitness-Apostel werden. Das wäre sowohl unrealistisch als auch unnötig. Ebenso unrealistisch ist es zu glauben, durch Fitnessprogramme alle natürlichen Alterungserscheinungen stoppen oder gar umkehren zu können. Aber wesentliche Bereiche unserer körperlichen Leistungsfähigkeit lassen sich sehr wohl trainieren, und zwar

■ die Herz-Kreislauf-Leistungsfähigkeit,
■ die Muskulatur,
■ die Hirnleistungsfähigkeit,
■ das Immunsystem.

Bleibt nun noch ein *„W"* offen, nämlich die Frage nach dem

■ *WIE ... kann ich so trainieren, dass ich meine Ziele erreiche, ohne meinen Lebensstil komplett über den Haufen werfen zu müssen?*

Hier wird Ihnen Ihre Faulheit zu Hilfe kommen und Ihnen automatisch den effektivsten Weg weisen – Ihre ganz persönlichen Minimalprogramme. Ausführlich mit dem WIE werden wir uns in Kapitel 5 beschäftigen.

ZIELE FÜR DIE ZUKUNFT

Lebensphase	Präventionsphase	Strategiephase		Alterungsphase	
Altersspanne	20-30	30-40	40-50	50-60	> 60
Lebensbereich:	meine Ziele:	meine Ziele:	meine Ziele:	meine Ziele:	meine Ziele:
Alltag, Arbeit Freizeit, Hobby	1.____ 2.____ 3.____ 4.____ 5.____ 6.____ 7.____ 8.____	1.____ 2.____ 3.____ 4.____ 5.____ 6.____ 7.____ 8.____	1.____ 2.____ 3.____ 4.____ 5.____ 6.____ 7.____ 8.____	1.____ 2.____ 3.____ 4.____ 5.____ 6.____ 7.____ 8.____	1.____ 2.____ 3.____ 4.____ 5.____ 6.____ 7.____ 8.____

AUF DEN PUNKT GEBRACHT: DAS KANN AUSDAUERSPORT

Fettgewebe – Fettstoffwechsel
- bringt Fettdepots zum Schmelzen
- vermindert Speichergift
- senkt die Triglyceridwerte
- senkt das LDL-Cholesterin
- erhöht das HDL-Cholesterin
- reguliert den Leberstoffwechsel
- beugt der Arteriosklerose vor
- macht schlank

Lunge und Atmung, Blut
- steigert das Lungenvolumen um ca. 30 %
- stärkt die Atemmuskulatur
- steigert die Sauerstoff-Aufnahmekapazität der Lunge
- steigert die Sauerstoff-Transportkapazität der roten Blutkörperchen
- ökonomisiert die Atmung bei Belastung
- erhöht die Versorgung des gesamten Körpers mit Sauerstoff
- steigert die maximale Sauerstoffaufnahme um 20 bis 35 %

Herz-Kreislauf
- stärkt den Herzmuskel
- vergrößert das Herzvolumen (Sportlerherz)
- erhöht die Pumpleistung des Herzens
- fördert die Durchblutung des Herzens
- verbessert den Rückfluss des Blutes zum Herzen
- senkt den Blutdruck
- senkt den Puls (Ökonomisierung der Herzarbeit)
- beugt dem Herzinfarkt vor
- macht die Blutgefäße elastisch
- steigert die Fließeigenschaft des Blutes
- verringert die Neigung zur Blutgerinnselbildung
- steigert das Blutvolumen um 1-1,5 l

Muskulatur, Bänder, Gelenke, Knochen
- steigert Anzahl, Größe und Oberfläche der Mitochondrien um das 2-3fache
- verdoppelt die Muskelkraft in den Beinen
- stärkt die Bauch- und Rückenmuskulatur um 25 %
- beugt so Bandscheibenvorfällen und Haltungsschäden vor
- fördert die Muskeldurchblutung
- macht Bänder und Sehnen elastischer und belastbarer
- stärkt die Knochenstrukturen
- beugt so Osteoporose vor
- „schmiert" die Gelenke

Stress
- wandelt negative Stressenergie in positive Bewegungsenergie um
- baut Stresshormone ab
- macht stressresistent

Stoffwechsel, Darm
- verbessert die Insulinempfindlichkeit
- schont so den Insulinvorrat und schützt damit vor Diabetes
- reguliert die Darmtätigkeit

Nervensystem, Immunsystem
- verbessert die Koordination von Bewegungsabläufen
- fördert die Erholungsfähigkeit
- lässt gut schlafen
- stärkt das Immunsystem
- steigert die Gehirndurchblutung
- fördert Konzentrations- und Merkfähigkeit

Fazit:
Ausdauersport steigert Ihre Lebensqualität bis ins hohe Alter!

(Quelle: Deutscher Ärzte-Verlag 2001, Gesundheit)

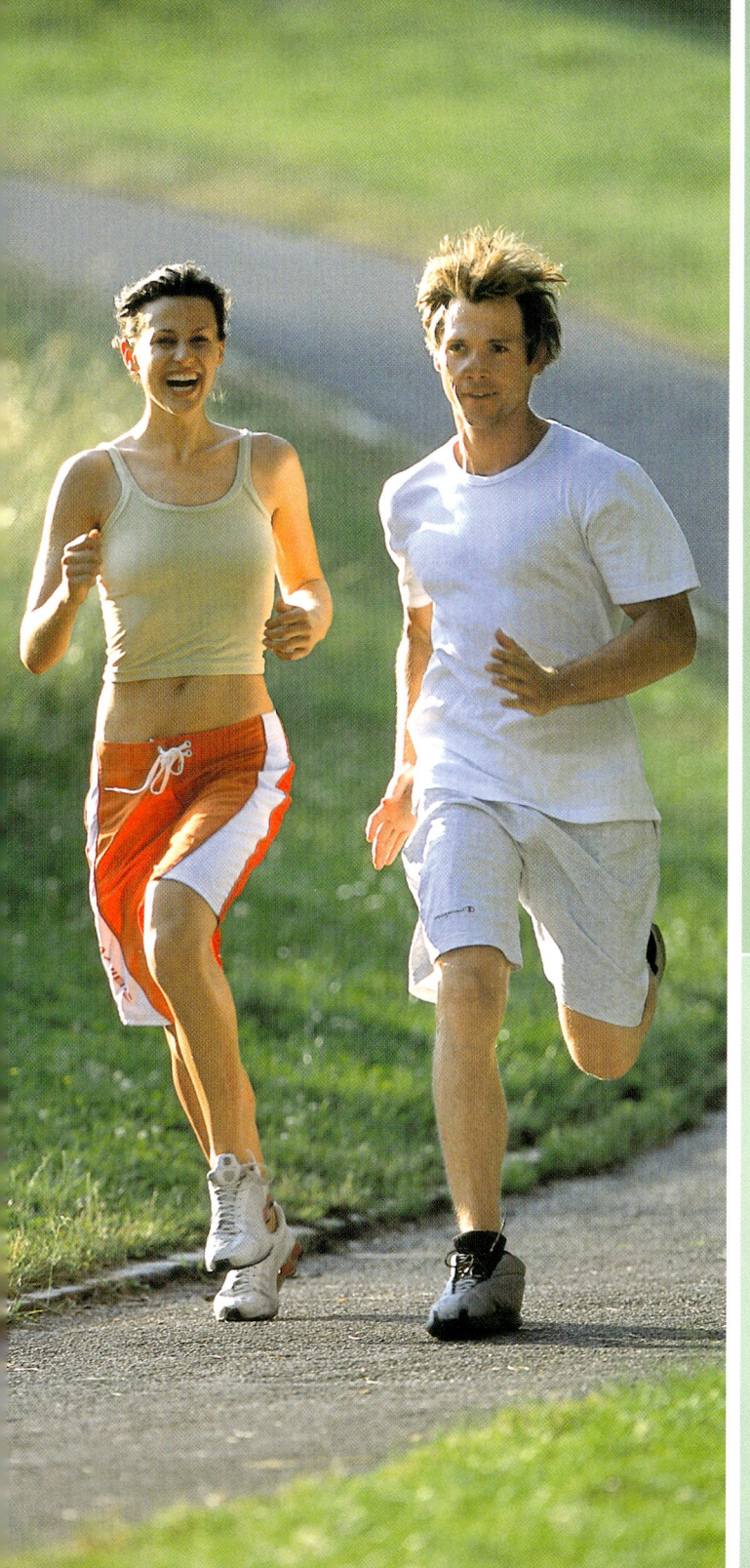

Bewegung, Ernährung und Wohlbefinden greifen wie Zahnräder ineinander, wenn es um unsere Gesundheit geht.

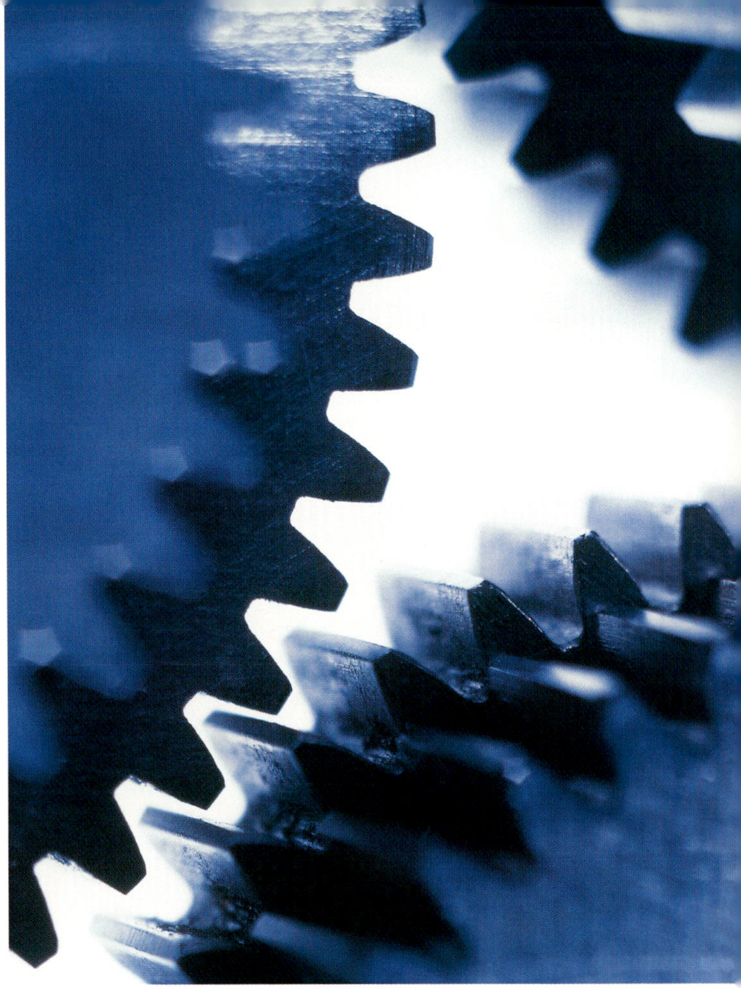

Eines vorweg: Das PRÄMIEN-Konzept ist kein Kochrezept, bei dem Sie nach Vorschrift von Anleitung eins bis zehn den Kochlöffel schwingen, und schon ist ein tolles Fitness-Menü gezaubert. Aber das wollen Sie ja auch nicht, denn das Fatale an diesen aufwändigen Rezepten ist ja gerade, dass immer ein paar Zutaten im Vorratsschrank fehlen. Das Resultat ist hinlänglich bekannt: Es gibt doch wieder Pellkartoffeln, und alles bleibt beim Alten.

Mir geht es darum, Ihnen etwas von den vielfältigen Möglichkeiten aufzuzeigen, wie Sie im Alltag Ihre Fitness verbessern und mehr Aktivitäten in Ihren Tagesablauf einbringen können. Und ich möchte Ihnen zeigen, dass die meisten Veränderungen zunächst einmal kleine Schritte sind. Die Latte liegt nicht so hoch, wie man meistens denkt. Bewegung und Ernährung sind als die zwei Säulen wichtig, auf die sich unsere Zukunft stützt und – hängen wir es

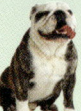 **Wenn der Schweinehund mal wieder zupackt:** Es geht im Folgenden um KLEINE Schritte, nicht um Höchstleistungen!

ruhig nicht nur so hoch auf – als die Rädchen, an denen wir ein bisschen drehen können, wenn es uns im Alltag einmal zu unwohl wird. Zu beiden Themen werden Sie also im Folgenden Anregungen bekommen. In diesem

Sinne: **Viel Spaß beim Umdenken und aktiv werden!**

BEWEGUNG IM ALLTAG

Ohne Umschweife: Bewegung
ist das A und O für Ihre Gesundheit. Aber WIE und WO
die Gesundheit pflegen? Von
Aerobic bis zum Gewichtheben stehen Ihnen alle Türen –
vor allem die der Fitness-Studios – offen. Aber genau da
wollen Sie nicht hin – sonst
würden Sie dieses Buch nicht
lesen. Und schließlich geht es
auch einfacher: Wie schon
Neil Armstrong bei der ersten
Mondlandung meinte: „Ein
kleiner Schritt für mich, …"

MINIMALPROGRAMME –
DIE KUNST DER KLEINEN
SCHRITTE

In kleinen Schritten zur großen Fitness? Bewegung im
Alltag, bringt es das denn
überhaupt? Aber natürlich!
Aktiv sein ist schließlich nicht
gleichbedeutend mit hartem
Training und schweißtreiben-
dem Sport. Denn jede ver-
brannte Kalorie zählt, jeder
Frischluft-Kick schickt uns frischer und wacher durch
Stress und Routine. Und auch
das eine oder andere Pfündchen werden Sie mit Sicherheit verlieren, wenn Sie konsequent Ihre Bewegungs-
spielräume im Alltag nutzen.
Daher: Kramen Sie in der

Mottenkiste Ihrer Möglichkeiten zur Alltagsaktivität – mit
Sicherheit wird sich das eine
oder andere kleine Juwel
dabei finden …

Trainingsfeld Bus und Bahn
Busse und Bahnen sind unbe-
rechenbare Transportmittel:
Kaum sind sie da, schon sind
sie wieder weg. Der regelmäßige Spurt, den Sie absolvieren müssen, um die öffentli-
chen Verkehrsmittel noch zu
erreichen, ist indes kein
Grund zur Gram. Im Gegen-
teil: Nach einem Tag sitzender Tätigkeit ist die kleine
Kreislaufspritze für den Körper eine willkommene Ab-
wechslung. Die Einstellung
macht's: Einkaufstüte oder
Aktenmappe werden einfach
ein wenig fester unter den
Arm geklemmt und los geht
es voller Optimismus …

**Eben mal zum Zigaretten-
automaten …**
… muss man nicht mit dem
Auto fahren. Kurzstrecken –
zum Kiosk, zum Zigarettenautomaten, zum Bäcker – lassen sich auch für den Untrainierten ohne Probleme meis-
tern. Lassen Sie nicht Ihren
Hund den einzigen im Haus-
halt sein, der die Aufgabe
„Kurzstreckentraining" gelassen und freudig bewältigt,
und wählen Sie idealerweise

auch andere Ziele als den
Zigarettenautomaten.

**Aufzug kontra Treppe:
Wer macht das Rennen?**
Es ist fraglich, ob es wirklich
immer so angenehm ist, in
der Sardinenbüchse „Auf-
zug" dicht gedrängt mit sieben anderen Fußkranken höheren Sphären entgegenzu-
schweben. Benutzen Sie die
Treppe, denn erstens sind Sie
dort meist allein auf weiter
Flur, zweitens verbrauchen
Sie pro 10 Minuten Treppen-

lauf wesentlich mehr Kalorien als im Aufzug. Und drittens sind Sie wahrscheinlich sogar noch schneller als die Aufzugfahrer, die auf jeder Etage einen kleinen, unfreiwilligen Zwischenstopp eingelegt haben.

Ein kleiner Galopp für Bürohengste
Da sitzt man ohnehin schon den ganzen Tag vor dem Bildschirm, und wenn es machbar wäre, eine kleine Bewegungs- und Gesprächspause einzulegen, wird wieder das Intranet bemüht. Wenn Sie merken, dass Sie eine kleine Erfrischungspause brauchen und gleichzeitig Informationen verbreiten wollen, überbringen Sie Ihrem Kollegen die Nachricht persönlich: Das verbessert die Kommunikation und – wenn der Kollege drei Etagen über oder unter Ihnen arbeitet – auch Ihre Fitness.

Der gute alte Drahtesel
Hat Ihr Fahrrad denn auch genügend Auslauf? Wenn der Faule seinen Hausstand einmal gründlich auf den Kopf stellt, finden sich in verschiedensten Ecken die Relikte der guten Vorsätze zu mehr Bewegung. Das neue, teure Mountainbike steht seit Monaten ungenutzt im Keller, die Rollerblades inklusive Verpackung haben auf dem Speicher ihren Platz neben den alten Skischuhen gefunden, und der Geburtstagsgutschein für die Drachenflugschule hat sein Verfallsdatum längst überschritten. Von den Hanteln, die letztes Jahr unterm Weihnachtsbaum lagen, einmal ganz zu schweigen ... Der feine Unterschied zwischen „Haben und Sein" ist bei näherer Betrachtung doch recht groß. Also, bleiben Sie beim „Sein", wählen Sie für kurze Strecken und kleine Wege Ihren Drahtesel!

Koffein im Mittagstief ...
bringt selten das, was man sich davon verspricht. Ein kleiner Gang nach dem Essen hilft da schon eher. Für ganz Eilige tut es auch der Frischluft-Schub bei weit geöffnetem Fenster. Zuerst dehnen und strecken Sie alles, was

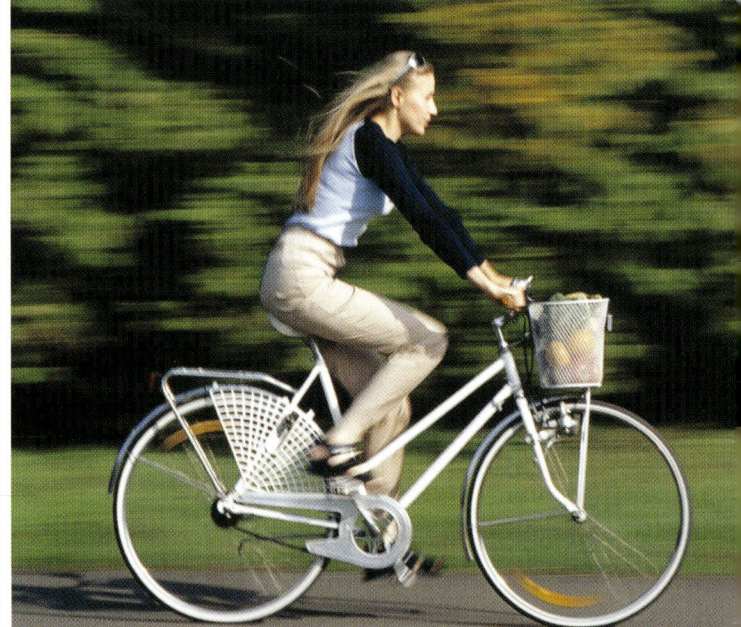

Erledigen Sie Ihre Einkäufe doch öfter mal mit dem Fahrrad. Das steigert die Fitness und schont die Umwelt.

sich im Laufe des Vormittags an die Stuhlform angepasst hat. Dann legen Sie einen kleinen Teppichboden-Sprint ein. Nach einer Minute das Tempo reduzieren und zum langsamen Trab übergehen. Zum Schluss den Körper vornüberbeugen und die Arme locker ausschütteln. Fertig sind Sie nach drei Minuten. Und die braucht man ja auch für eine gute Tasse Kaffee.

Apropos Bewegungsspielraum:
Von denen, für die Bewegung ein Spiel ist, können wir alle noch lernen. Daher: Bewegungsspiele sind nicht nur etwas für Kinder. Machen Sie es doch mal Ihren Jüngsten nach, und balancieren Sie beim nächsten Waldspaziergang über Baumstämme. Oder treten Sie im Urlaub am Meer zum Sprint auf sandigem Untergrund an. Das macht nicht nur Ihnen Spaß, das amüsiert auch Ihre Kinder. Solange sie noch gewinnen …

Sie sehen: Den Alltag mit kleinen, persönlichen Bewegungsprogrammen zu spicken, ist
- ohne großen Aufwand sofort umzusetzen,
- erfrischend, belebend,

kreativitätsfördernd
- und somit ein Gewinn für Ihr Lebensgefühl.

Machen Sie Ihre Erfahrungen mit den kleinen Veränderungen Ihres Alltags – und Ihres Wohlbefindens und vor allen Dingen: Schreiben Sie sie auf (s. Tabelle S.62)! Zwei Wochen im bewegteren Alltag geben Ihnen das gute Gefühl, den ersten Schritt zu mehr Bewegung bereits ohne große Anstrengung bewältigt zu haben. Und mehr Bewegung gibt Ihnen die nötige Energie, um Größeres anzupacken. Denn Ihr bewegter Alltag ist der Einstieg in ein bewegteres Leben!

MINIMALPROGRAMME – DER EINSTIEG IN DIE BEWEGUNG

Bevor wir einen Schritt weitergehen … Haben Sie sich erfolgreich in der „Kunst der kleinen Schritte" geübt? Und diese Kunst in Ihren Alltag aufgenommen? Dann bringen Sie nun die besten Voraussetzungen für den nächsten Schritt mit: Eine veränderte Einstellung erleichtert nämlich den Einstieg in noch mehr Bewegung beträchtlich. Und das ist auch notwendig, denn leider ist das ausschließliche Bewegungsplus durch Alltagsfitness noch etwas zu wenig für Ihre Gesundheit …

Was trainiert die Ausdauer?

Eine Sportart, die zu den Ausdauersportarten gezählt werden will, muss mehrere Kriterien erfüllen.
- Sie muss mindestens ein Sechstel der Körpermuskulatur beanspruchen. Wenn also Bein- und Gesäßmuskulatur beteiligt sind, ist Ausdauer immer im Spiel.

- Sie muss zyklisch sein, d. h. ein Bewegungsablauf wird länger als zehn Minuten immer wiederholt.
- Sie muss Herz, Atmung und Kreislauf mindestens 50 Prozent Ihrer maximalen Leistungsfähigkeit abverlangen.

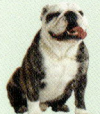
Wenn der Schweinehund mal wieder zupackt:
Etwas mehr Bewegung im Alltag war ja noch vorstellbar – aber Ausdauersport?!? Lesen Sie mal weiter, Ausdauersport ist nicht so schlimm, wie es sich anhört!

Kommen wir also zu dem, was Sie für Ihre Gesundheit tun müssen: Ausdauersportarten müssen her, die ebenso einfach wie effektiv sind und sich optimal auf Ihren Fitness-Zustand anpassen lassen. Um es vorwegzunehmen: In unseren Seminaren arbeiten wir mit zwei Sportarten und ihren Varianten: Walking und Jogging. Dafür gibt es viele gute Gründe. Zehn davon haben wir mitgebracht:

Jogging/Walking ist einfach

Ein wenig Know-how über das, was mit Ihrem Körper beim Ausdauertraining passiert, ist sinnvoll und nützlich. Ein Minimum an Ausrüstung reicht aus. Ein klares Laufziel im Auge zu haben, kann ebenfalls nicht schaden. Aber ansonsten gilt bei dieser Sportart: „Just do it!"

Jogging/Walking ist effektiv

Was immer Sie durch Sport erreichen wollen – Herz-Kreislauf- und Ausdauertraining, Gewichtsreduktion, seelische Balance: Bei kaum einer anderen Sportart bekommen Sie ein so ausgewogenes „Rundum-sorglos-Paket" wie beim Joggen und Walken.

Joggen/Walken kann (fast) jeder

Laufen und Gehen sind die natürlichsten Bewegungsformen, die im Breitensport eine berechtigte Vorrangstellung eingenommen haben. Beide Sportarten kann man von der

MEIN BEWEGTER ALLTAG

So läuft es jetzt …	Das werde ich ändern/habe ich bereits geändert
1.	
2.	
3.	
4.	
5.	

Jugend bis ins hohe Alter und in fast jeder Gewichtsklasse beginnen und praktizieren: Walken kann ohne Bedenken für die Gelenke auch von Schwergewichten betrieben werden, beim Joggen ist es dagegen eher ein Vorteil, zu den Fliegengewichten zu gehören.

Joggen/Walken kann man (fast) überall

Wenn die Laufschuhe Ihre ständigen Begleiter sind, können Sie sich Ihre Trainingsstrecke ganz nach Laune aussuchen. Als kleine Runde durch den Park, als sportliche Zwischenmahlzeit auf der Geschäftsreise oder auch beim Strandurlaub als Frischluftration mit einer Extraportion

Meeresbrise ... Für Sie wäre ein Fitness-Center mittlerweile viel zu klein und einseitig.

Jogging/Walking macht den Kopf frei

Egal, wie hektisch der Tag war, sobald Sie die ersten Schritte in den Trainingsschuhen getan haben, fällt – langsam, aber sicher – der Alltagsstress von Ihnen ab. Die Gedanken klären sich, die Unruhe der vergangenen Stunden verschwindet hinter dem regelmäßigen Takt Ihrer Schritte. Den Alltagskram lassen Sie irgendwo auf Ihrer Trainingsstrecke zurück und den Rest des Tages haben Sie für sich ganz allein ...

Jogging/Walking macht schlauer

Nach einer japanischen Studie hat Laufen eine ausgesprochen positive Wirkung auf die kognitiven Fähigkeiten. Im Rahmen dieser Untersuchung führten sieben Probanden ein dreimonatiges Lauftraining durch, bei dem sie zwei- bis dreimal pro Woche 30 Minuten lang joggten. Vor Beginn und nach Beendigung des Lauftrainings führten die Testpersonen diverse Intelligenztests durch. Das Ergebnis: Die Tests fielen nach dem Training durchgehend positiver aus als zuvor. Als mögliche Erklärung kommt die durch die Bewegung verbesserte Durchblutung in Frage. Das Gehirn wird so bes-

Sie haben die Wahl: allein joggend oder walkend die Natur genießen oder die Runde in netter Gesellschaft absolvieren.

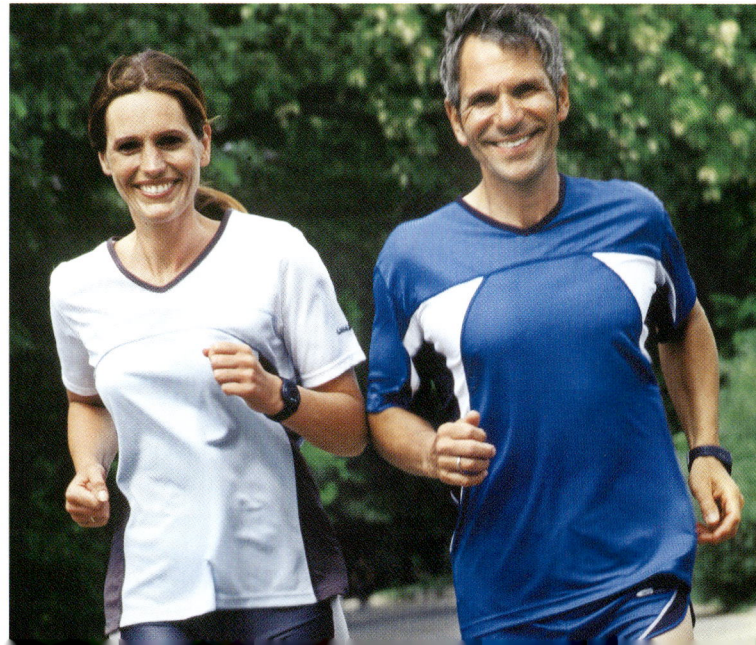

sen, Stress und frustrierenden Ereignissen? Serotonin bringt alles wieder ins Lot. Den gleichen, aber völlig kalorienfreien Nebeneffekt hat unser Ausdauertraining. Diesen glücklichen Umstand haben wir der veränderten Hormonproduktion unseres Körpers zu verdanken.

Jogging/Walking ist die beste Diät

Wer läuft oder walkt, nimmt ab. Wer durch Trainingssteuerung sein individuelles Leistungsprofil optimiert, tut das gleichzeitig effektiv. Wenn Sie Diät halten, sind Sie froh, wenn die Zeit des Verzichts möglichst bald vorbeigeht – beim Ausdauersport hingegen gewinnen Sie: Irgendwann werden Sie gar nicht mehr auf Ihr Training verzichten wollen …

Jogging/Walking bringt Energie für Körper und Geist

Es ist schon ein wenig paradox: Man steigt müde und lustlos in die Laufschuhe, strengt sich beim Training an, aber anstatt nach einer bewältigten Trainingseinheit völlig fertig zu sein, fühlt man sich besser und frischer als zuvor. Dieser paradoxe Effekt ist für den Einsteiger ebenso überraschend wie erfreulich;

der Kenner nutzt ihn, um kleine High-Lights im Alltag zu setzen: Geistige Frische nach dem Laufen bringt Motivation für den Rest des Tages.

Jogging/Walking ist gesellig

Bewegung schafft Freiraum. Ob Sie lieber allein walkend die Ruhe der Natur genießen oder beim wöchentlichen Lauftreff im Plausch mit anderen auf dem Laufenden bleiben – auch das ist ganz Ihnen überlassen. Es gibt kaum andere Trainingsformen, die sich so an Ihre Bedürfnisse anpassen lassen. Wie man sieht, lässt sich die Palette der Vorzüge dieser Trainingsformen ausbreiten wie ein Pfauenrad. Doch was spricht Sie besonders an, wovon versprechen Sie sich die größte Verbesserung Ihrer Lebensqualität? Ein Blick und fünf Kreuze genügen für einen schnellen Durchblick.

GANZ AM ANFANG: DER GESUNDHEITSCHECK

Grundsätzlich gilt: Laufen und Walken kann im Prinzip jeder. Doch wenn Sie längere Zeit keinen Sport betrieben haben oder in Ihrer Familie Risikofaktoren wie hoher Blutdruck oder erhöhte Cholesterinwerte auftreten, ist eine vorheri-

ser versorgt und dadurch leistungsfähiger. Und besser durchblutet wird das Gehirn genauso beim Walken.

Jogging/Walking ist Schokolade für die Seele

Laufen/Walken und Schokolade essen haben eines gemeinsam: das Serotonin. Serotonin ist eine Verbindung, die unsere Stimmung positiv beeinflusst. Und wer kennt ihn nicht, den Griff nach der Tafel Schokolade an grauen Wintertagen, nach Ärgernis-

ge Untersuchung und Absprache mit Ihrem Arzt anzuraten.

Was Ihr Arzt so alles leistet

Wenn Sie Ihre Risikofaktoren bereits kennen, sollten Sie Ihren Arzt beim nächsten Besuch einmal auf Ihr Vorhaben ansprechen. Spätestens ab 40 ist ein regelmäßiger Gesundheits-Check ohnehin empfehlenswert. Er umfasst als Standard:

- die Erhebung der Krankengeschichte,
- eine gründliche internistische und orthopädische Untersuchung,
- die Erhebung der Basislaborwerte (u.a. Risikofaktoren: Gesamt-Cholesterin, LDL, HDL)

- Ruhe- und Belastungs-EKG,
- Befragung über die Trainingsgestaltung.

Der Gesundheits-Check vor Beginn einer intensiveren Bewegungsphase in Ihrem Leben hat zwei Vorteile. Zum einen erledigen Sie auf diese Weise eine medizinische Routine-Untersuchung – die anderweitig gerne mal unter den Tisch fallen gelassen wird –, zum anderen haben Sie zukünftig die sichere Gewähr, im „grünen Bereich" zu trainieren. Wenn Sie über 40 sind und regelmäßig Sport treiben, ist ein sportmedizinischer Gesundheits-Check ohnehin alle zwei bis drei Jahre empfehlenswert.

Wann Sie auf jeden Fall Ihren Arzt konsultieren sollten

- Wenn Sie über 40 Jahre alt sind.
- Wenn Sie seit mehr als zwei Jahren keinen Ausdauersport betrieben haben.
- Wenn Sie starkes Übergewicht haben.
- Wenn in Ihrer Familie hoher Blutdruck, erhöhte Cholesterinwerte oder Herz-Kreislauf-Erkrankungen auftreten.
- Wenn Sie Probleme mit Knien, Gelenken und/oder dem Haltungsapparat haben.
- Wenn Sie schwanger sind.

MEINE PERSÖNLICHEN ZIELE

	Auf jeden Fall!	Schaden kann es nicht.	Eher nicht ...
Ich fühle mich häufig gestresst und überfordert. Ich brauche einen Ausgleich.			
Meine Grundstimmung könnte gerne etwas besser sein.			
Sport kann ich mir nur in Gesellschaft vorstellen.			
Ich will abnehmen!			
Ich suche eine Sportart, die für mein Gewicht geeignet ist.			

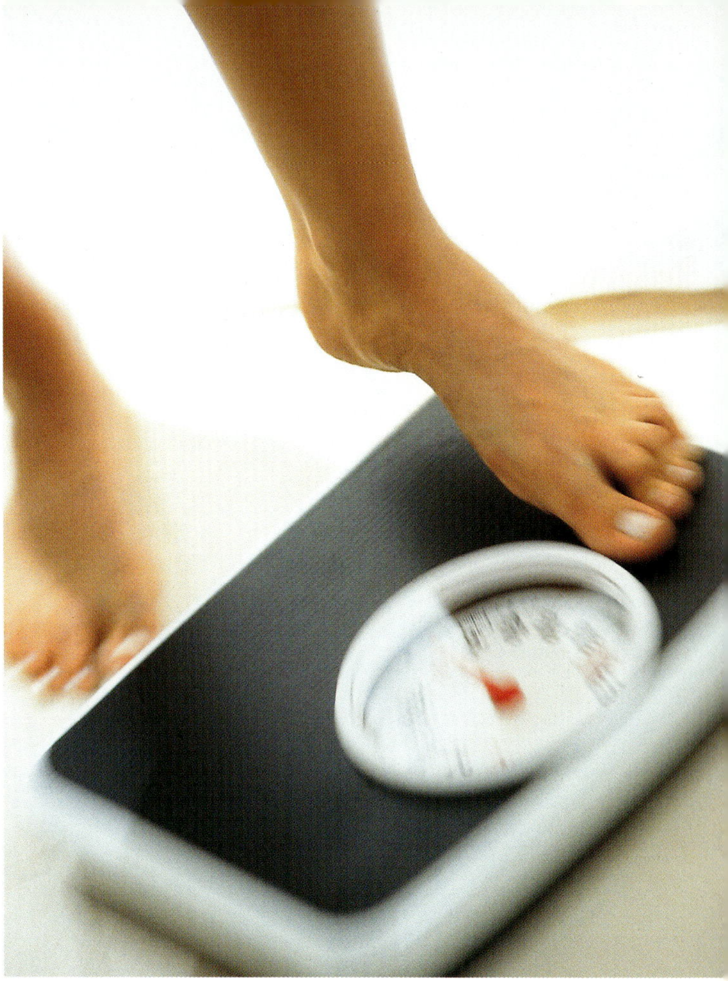

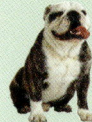 **Wenn der Schweinehund mal wieder zupackt:**
Ein Gesundheits-Check ist wirklich empfehlenswert – und zu sehen, wie sich das Fett-Muskel-Verhältnis zu Gunsten der Muskeln verschiebt, ist ja auch nicht ohne …

DIE PAAR KILO MEHR ODER WENIGER …

… haben noch keinem geschadet, so lautet zumindest die Parole der heimlichen Nascher. Aber ob wir das wirklich so gelten lassen können? Wir fragen uns: Schadet das Kilo mehr oder weniger … vielleicht eher Ihrem Wohlgefühl? Der Spiegeltest gibt Antwort. Und über das Verhältnis von Muskelmasse und Fett in Ihrem Körper kann Ihnen eine Fettwaage Antwort geben.

Unter Spannung! – Bioimpedanz

Wie viel man wiegt und wie groß man ist, weiß eigentlich jeder. Wo sich die Speckröllchen am wohlsten fühlen, sieht man. Aber wer kann schon in Prozent angeben, wie groß der Anteil des Fettes an seiner Körpermasse ist? Und genau darum geht es: um das Verhältnis zwischen Körperfett einerseits und Muskel- sowie Knochenmasse andererseits. Hier liegt generell der Schwachpunkt der allgemein gängigen Verfahren zur Gewichtsbestimmung, zum Beispiel des Body-Mass-Index'. Beim BMI wird das

Körpergewicht (in kg) durch die Körpergröße (in m²) geteilt. Die resultierende Zahl gibt mit Hilfe einer Bewertungsskala darüber Aufschluss, ob man unter-, normal- oder übergewichtig ist. Für eine durchtrainierte Schwerathletin wird der BMI allein aufgrund der größeren Muskelmasse ungünstiger ausfallen als für einen zur Magersucht neigenden Teenager. Die Bestimmung des Körperfettanteils ist also durchaus empfehlenswert. Zu diesem Zweck sind seit einigen Jahren so genannte **Fettwaagen** und **Fettmonitore** im Taschenformat auf dem Markt. Sie sind erschwinglich und arbeiten nach einem einfachen Messprinzip: der Bioimpedanz. Hierbei wird eine sehr geringe Strommenge durch den Körper geschickt und dabei der bioelektrische Widerstand gemessen. Aus dem resultierenden Wert lässt sich auf den Wassergehalt im Körper und somit indirekt auf das Verhältnis zwischen Muskel- und Fettgewebe rückschließen.

SPIEGLEIN, SPIEGLEIN AN DER WAND ...

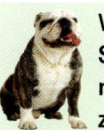 **Wenn der Schweinehund mal wieder zupackt:** Fettwaagen und Fettmonitore gehen Ihnen ganz entschieden gegen den Strich? – Dann machen Sie eben den Spiegeltest!

Bioimpedanz und Body-Mass-Index: Verfahren wie diese anzuwenden, heißt, sich zu messen, zu wiegen, und ...

WELCHER KÖRPERFETTANTEIL IST GESUND?

	exzellent	gesund	erhöhtes Risiko	stark erhöhtes Risiko
Frauen (Jahre)	Körperfettanteil (%, Mittelwerte)			
20-39	19,9	22,9	26,0	30,6
40-59	24,9	28,2	31,7	35,3
> 60	27,3	30,9	34,2	38,0
Männer (Jahre)	Körperfettanteil (%, Mittelwerte)			
20-39	13,7	17,1	20,8	24,6
40-59	18,7	22,0	25,2	27,8
> 60	20,3	23,5	26,7	29,8
Das sagt die Medizin:	Hier ist alles bestens!	Normales Gewicht – alles o.k.	Sie haben (starkes) Übergewicht.	Sehr starkes bis massives Übergewicht! Eine ärztliche Behandlung ist dringend zu empfehlen.

Messtabellen darüber entscheiden zu lassen, ob der eigene Körper „top" oder „flop" ist. Wenn Ihnen das irgendwie gegen den Strich geht, Sie sich ungern in Schemata pressen lassen oder Ihnen die gängigen Messverfahren zu kompliziert und aufwändig sind, dann verwenden Sie doch einfach das Spiegelbild als Ihr persönliches Maß aller Dinge.

Und so einfach geht's: Stellen Sie sich nackt vor Ihren Spiegel und fangen Sie an zu hüpfen. Wenn Sie die Flugphase hinter sich haben, halten Sie Ihren Körper weiter angespannt und landen so auf dem Boden der Tatsachen. Halten Sie einen Moment inne und beobachten Sie ge-

nau, an welchen Teilen Ihres Körpers die Fettpölsterchen nachschwingen. Nehmen Sie sich alle Körperpartien vor, drehen und wenden Sie sich so vor dem Spiegel, dass Sie alles bestens im Auge haben: Arme, Hüft- und Bauchbereich, Po und Oberschenkel. Die weibliche Brust ist von diesem bewertenden Blick natürlich ausgenommen. Achten Sie darauf, dass kein Körperteil übergangen wird. Hier gilt: Gleiches Recht für alle! Überlegen Sie nun, was Ihnen an Ihren Wölbungen gefällt und was nicht. Bekommt Ihr Po erst durch das Kilo mehr die attraktive Rundung? Aber die Speckröllchen am Hosenbund kneifen nun wirklich ... und so weiter. Ihre persönliche

Werteskala kennen Sie selbst am besten. Und mit dem Test vor dem Spiegel haben Sie ein zuverlässigeres und einfacheres „Messinstrument" als jede Waage: Denn sich wohl zu fühlen in seiner Haut ist weitaus (ge-) wichtiger als alle Kilogramm-Angaben ...

MIT KLEINEM AUFWAND VIEL SPASS HABEN

Was tun Sie, wenn Sie etwas stört? Wahrscheinlich beseitigen Sie die Störung. Unangenehme Arbeiten erledigt man, um den Kopf für die schönen Dinge des Lebens wieder freizuhaben. Ein Beispiel: Kisten, die im Wege stehen, werden so zur Seite geräumt, dass niemand direkt wieder darüber stolpert. Zum Er-

Wenn Sie mit Fettwaagen oder Fettmonitoren nichts am Hut haben, machen Sie doch ganz einfach den Hüpftest vor dem Spiegel.

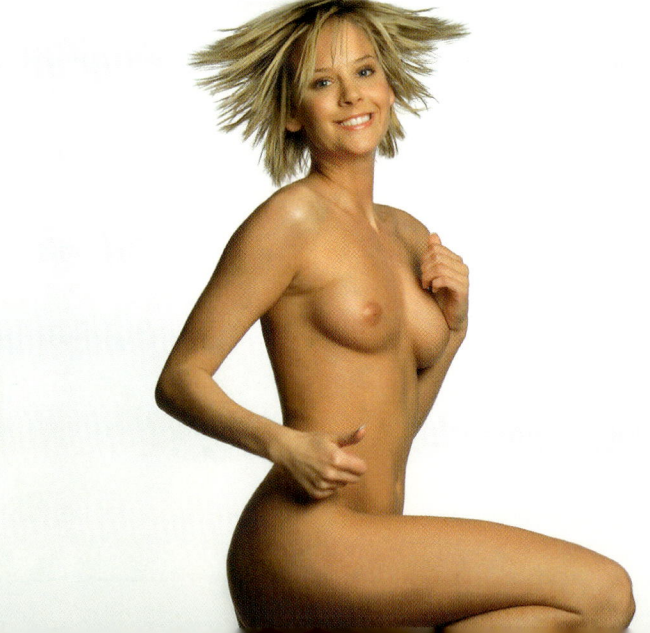

folgserlebnis wird eine beseitigte Störung aber dann, wenn man das Problem mit minimalem Aufwand aus der Welt schaffen kann – und damit kommt der Spaß ins Spiel:

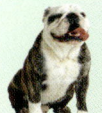 **Wenn der Schweinehund mal wieder zupackt:**
Mit minimalem Aufwand maximalen Erfolg erreichen: Wer so seine Faulheit definiert, den können wir nur unterstützen.

Ökonomisieren Sie den Aufwand, den Sie für Ihre Gesundheit betreiben! Um diesen zunächst einfach erscheinenden Zusammenhang zwischen minimalem Einsatz und maximaler Effektivität zu verstehen, braucht man allerdings einige Hintergrundinformationen. Daher nun ein wenig Theorie, wie Ihr Körper in der Bewegung arbeitet.

WENN ES ANFÄNGT ZU GÄREN - VON SAUERSTOFF UND MILCHSÄURE

Aerobe und anaerobe Trainingsbereiche, Fett- und Kohlenhydrat-Stoffwechsel, Milchsäure, Laktat – all das sind wichtige Begriffe, wenn es darum geht, möglichst effektiv zu trainieren. Aber was

bedeutet das ...? Wenn wir den Weg eines Sahnetörtchens vom Verzehr bis zur beim Ausdauertraining verbrannten Kalorie verfolgen, werden uns dabei all diese Begriffe wieder begegnen:

Wohin geht eigentlich die Sahnetorte?

Um zu leben, brauchen wir mehr als Luft und Liebe; um zu laufen ebenfalls: Für beides brauchen wir Energie. Als Nahrung nimmt der Körper energiereiche Stoffe – Fette, Zucker, Eiweiß – auf und baut sie in körpereigene Reservestoffe um. Der Körper des aktiven Muskelarbeiters wird vermehrt den schnell verfügbaren Reservestoff Glykogen – einen Zucker, auch Kohlenhydrat genannt – aufbauen. Glykogen wird in Muskeln und Leber gespeichert. Das Sahnetörtchen des Schreibtischtäters hingegen landet eher als Depotfett auf den Hüften, wo ziemlich viel Energie gebunden wird ...

Ohne Sauerstoff läuft gar nichts

Leben heißt zu jedem Zeitpunkt Leistung erbringen und Energie verbrauchen. Doch wie wird die Energie bereitgestellt? Wer sich auf seinen ersten Trainingslauf begibt, wird rasch merken, welche

Zutat noch fehlt, um die für die Muskelarbeit erforderliche Energie aus den Depots freizusetzen: Sauerstoff. Bereits nach den ersten Metern schlägt das Herz schneller, der Atem wird heftiger, der Körper hat viel damit zu tun, mehr Sauerstoff aufzunehmen und ihn möglichst rasch dorthin zu transportieren, wo er gebraucht wird: zum Beispiel zu den Muskeln, wo ohne Sauerstoff (fast) gar nichts läuft. Auch eine Kerze brennt nur so lange, wie ihr

Sauerstoff zur Verfügung steht.

Ihre Aktivität ist die Freisetzung von Wärmeenergie durch Verbrennung. Nach demselben Prinzip arbeitet der Muskel. Solange er ausreichend mit Sauerstoff und Energiereserven versorgt ist, bringt er optimale Leistung, dass heißt, er nutzt die ihm zur Verfügung stehende Energie vollständig aus. Ein Freizeitsportler, der ohne Sauerstoffmangel seiner Wege geht oder läuft, tut Gleiches: Er trainiert im **aeroben Bereich** (aerob = mit Sauerstoff).

Und wenn die Puste ausgeht?

Wird der Sauerstoff knapp, erlischt auch die Flamme langsam. Das kann der Körper sich allerdings nicht leisten. Um zu überleben, muss er kurzfristig in der Lage sein, alle Kräfte zu mobilisieren. Daher kann er einen zweiten, alternativen Stoffwechselweg einschlagen und bei Überlastung aus dem im Muskel gespeicherten Glykogen ohne Sauerstoff Energie freisetzen. Hierbei entsteht im Muskel übermäßig viel **Milchsäure (Laktat),** die nicht mehr so schnell abgebaut werden kann und sich im Blut anreichert. Der Sportler trainiert nun in Überlast, also im **anaeroben Bereich** (anaerob = ohne Sauerstoff).

Dies macht der Körper allerdings nur dann, wenn er es muss. Vom energetischen Standpunkt aus gesehen ist das nämlich ganz und gar nicht effektiv, denn nur fünf Prozent (!) der gebundenen Energie können auf diese Weise freigesetzt werden. Das im Blut gelöste Laktat wird innerhalb von 24 Stunden in der Leber wieder zu Kohlenhydraten umgebaut. Von Energieverbrauch also kaum eine Spur!

Training im aeroben Bereich
Training im Sauerstoffüberschuss
Training im anaeroben Bereich
Training im Sauerstoffdefizit. Die Milchsäure-(=Laktat)-Konzentration im Blut ist hoch, die körperliche Anstrengung

KALORIENVERBRAUCH

SITZEN	WALKEN	LAUFEN
ca. 1,3 kcal	ca. 6 kcal	ca. 10 kcal
pro kg/pro Stunde	pro kg/pro Stunde	pro kg/pro Stunde
(Sitzmensch)	(3-4 mal 1h/Woche bis 5,8 km/h)	(trainierter Läufer 3-4 mal 1h/Woche bei 9 km/h)

FETTVERBRENNUNG

SITZEN	WALKEN	LAUFEN
ca. 1,3 kcal x 70 kg	ca. 6 kcal x 70 kg	ca. 10 kcal x 70 kg
= 91 kcal/h	= 420 kcal/h	= 700 kcal/h
35 % Fettverbrennung	45 % Fettverbrennung	70 % Fettverbrennung
= 32 kcal aus Fett/h	= 189 kcal aus Fett/h	= 490 kcal aus Fett/h
32 : 9,3 =	189 : 9,3 =	490 : 9,3 =
3,5 g Fett	**20 g Fett**	**53 g Fett**

ist groß, die Energieausbeute sehr gering.

Weg mit dem Fett

Was soll beim Ausdauertraining verbrannt werden, Kohlenhydrate oder Fette? Die klare Antwort lautet: Das Fett natürlich, die unliebsamen und ungesunden Röllchen und Polster an Armen, Bauch, Po und Beinen. Nicht nur für den Ausdauer-Neuling heißt das: *im aeroben Fett-Stoffwechsel trainieren.* Und eine gute Nachricht gibt es gleich dazu: Wer im aeroben Fettstoffwechsel trainiert, macht sich nicht kaputt dabei, im Gegenteil: Er läuft oder walkt in einem den Faulen fordernden, aber nicht überanstrengenden Tempo – ohne dass er dabei aus der Puste kommen muss. Auf welchem Weg der Körper zur Verbrennung seines Depotfetts gelangt, erfahren Sie im Folgenden:

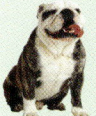 **Wenn der Schweinehund mal wieder zupackt:**
Nichts da! Jetzt wird's spannend!

DER MUSKEL – EIN LUFTIKUS

Grundlegendes Trainingsziel ist es, im aeroben Trainingsbereich zu bleiben, denn hier erfolgt die effektive Energieausnutzung. – Kohlenhydrate werden in der Zelle nur so lange ohne Milchsäurebildung abgebaut, solange der Zelle genügend Sauerstoff zur Verfügung steht. Immer, wenn der Muskel zu arbeiten beginnt, gerät er zunächst einmal kurzfristig in ein Sauerstoff-Defizit. Die Milchsäure im Blut ist dann der Schalter, der über die Säuerung des Bluts ein Signal setzt: Der Körper reagiert darauf mit stärkerer Atmung, erhöhter Herzfrequenz und vermehrter Blutzufuhr. Ergebnis: Mehr Sauerstoff wird angeliefert, der aerobe Kohlenhydrat-Stoffwechsel ist wieder im Lot. Und die Aufwärmphase hat ihr Soll erfüllt.

→ *Die ausreichende Sauerstoffversorgung des Körpers ist die wichtigste Voraussetzung für ein gelungenes Training.*

→ *Eine Aufwärmphase ist wichtig, damit der Körper in der Trainingsphase im aeroben Kohlenhydrat-Stoffwechsel starten kann (Trainingsregel 1, S. 76).*

FETT WEG MIT MEHR SAUERSTOFF

In welchem Zusammenhang stehen nun aerober Kohlenhydrat-Stoffwechsel und aerober Fett-Stoffwechsel?

Jede Zelle hat Depots für Kohlenhydrate und Fettsäuren. Zu Beginn der Trainingsphase stellt sich der Körper darauf ein, zunächst seine Kohlenhydrat-Depots aufzubrauchen. Erst **nach 20 bis 30 Minuten Training** muss die Zelle vermehrt ihre Fettsäure-Depots angreifen. Jetzt erst kommt der Körper auf die fettreichen Kalorien des Sahnetörtchens zurück. Nun ist er in dem Zustand, in dem er sein soll - im **aeroben Fett-Stoffwechsel.**

→ *Der aerobe Fett-Stoffwechsel ist der eigentliche Ausdauerstoffwechsel und das Ziel des Trainings. Erst nach 20 bis 30 Minuten hat sich der Körper auf den Fett(säure)abbau umgestellt (Trainingsregel 2, S. 76).*

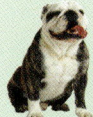

Wenn der Schweinehund mal wieder zupackt:
20 Minuten gehen schneller rum, als Sie denken!

Darüber hinaus „merkt" sich der Körper, dass er in Belastungssituationen kommen kann, in denen er seine Energiedepots aufbrauchen und mehr Sauerstoff zur Verfügung stellen muss. Die Konsequenz: Auf Dauer legt er mehr Blutbahnen an, die Fließgeschwindigkeit des Blutes verringert sich, so dass die Sauerstoffaufnahme in der Zelle optimiert wird, die Depots an Fettsäuren in der Zelle werden vergrößert. Der Körper hat sich nun auf Bewegung umgestellt, die Ausdauer erfordert, mit einem Wort – er ist **trainiert.**

→ *Der Trainingseffekt besteht in der langfristigen Umstellung des Körpers auf Ausdauer (Trainingsregel 3, S. 76).* Trainieren Sie sinnvoll! Aerober und anaerober Trainingsbereich sind durch eine Übergangszone getrennt. Überschreitet der Freizeit-Aktivist diesen Grenzbereich, strengt er sich also über die aerobe Leistungsfähigkeit seines Körpers hinaus an, so macht sich dies auch als Messergebnis in seinen Blutwerten bemerkbar – der **Laktatgehalt** des Blutes steigt übermäßig. Laktat ist ein sportmedizinischer Indikator. Er zeigt im Blut eindeutig an, dass der Läufer die so genannte **anaerobe Schwelle** überschritten hat und sich nun in die finsteren Abgründe anaerober Gärprozesse begibt. Die hohe Kunst des effektiven Trainings besteht nun darin, den Trainingsbereich zu finden, in dem Ihr Körper optimal gefordert wird, d. h. Muskeln qualitativ auf- und Fett abbaut – allerdings ohne in Sauerstoffnöte zu geraten.

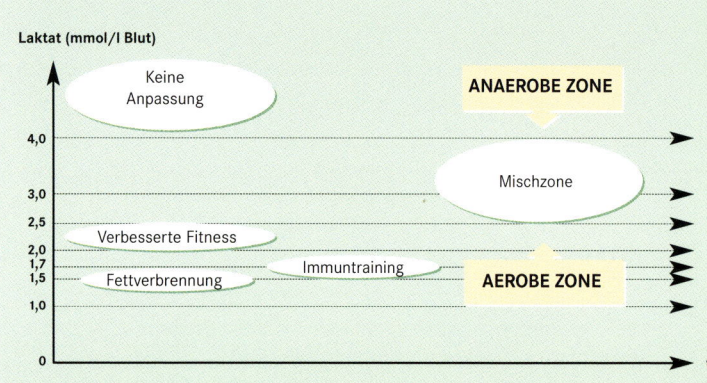

LAKTATANALYSE

Laktat (mmol/l Blut)

Keine Anpassung

ANAEROBE ZONE

4,0

3,0

Mischzone

2,5

2,0
1,7
1,5

Verbesserte Fitness

Immuntraining

Fettverbrennung

AEROBE ZONE

1,0

0

t

Ausdauer-Anfänger erreichen die anaerobe Schwelle bei ungefähr 75 Prozent ihrer maximalen Herzfrequenz, gut Trainierte hingegen erst bei circa 85 bis 90 Prozent. Nach einem sinnvoll gesteuerten Training kann die Muskulatur auch unter hoher Belastung mit genügend Sauerstoff versorgt werden. Dies geht immer mit einer verminderten Laktatkonzentration im Blut einher. Das heißt: kein unnötiges Schlappmachen und eine sich kontinuierlich verbessernde Kondition.

Um allerdings den Puls im Alltagstraining im Zaum und den Körper im Sauerstoffplus zu halten, ist die **Pulsuhr** das beste Mittel. Erstens reagiert sie ausgesprochen sensibel auf die Veränderung von Belastung. Zweitens gibt sie in jedem Augenblick Ihren Pulsschlag wieder. Und drittens ... ist sie einfach das praktischste Instrument der regelmäßigen Trainingskontrolle.

→ *Die Kontrolle der Herzfrequenz erfolgt am einfachsten mit Hilfe einer Pulsuhr (Trainingsregel 4, S. 77).*

SEIEN SIE AM PULS DER ZEIT

Für die Walker oder Jogger, die sich im optimalen Trainingsbereich bewegen wollen, empfehlen wir folgende Formel (modifiziert nach Dr. Lagerström, Deutsche Sporthochschule Köln):

Trainingsherzfrequenz (für Walking/Jogging):
$$[(220 - 0,75 \times \text{Lebensalter}) - \text{Rhf}] \times \text{F} + \text{Rhf}$$

Lassen Sie sich vom ersten Anblick nicht erschrecken! Es gibt doch nur 2 Unbekannte in der Gleichung, nämlich Rhf und F – und diese beiden sind schnell erklärt: **Rhf** steht für **Ruhe-Herzfrequenz.** Ganz ohne Pulsuhr bestimmen Sie Ihre Ruhe-Herzfrequenz, indem Sie an der Halsschlagader oder am Puls 60 Sekunden lang Ihre Herzschläge zählen. Voraussetzung für ein realistisches Ergebnis ist natürlich, dass Sie auch wirklich im Ruhezustand sind. Dass Sie weder gerade ein Gehaltsgespräch mit Ih-

Ihr Fitness-Zustand	Bei x Prozent der maximalen Herzfrequenz sollten Sie trainieren	Ihr Fitness-Faktor F
Fitness – was ist das? (ab 4 bis 6 Wochen ohne Training)	x = 60	0,60
Ein bisschen Bewegung kann nicht schaden (ab 1 x Walken oder Joggen pro Woche)	x = 60-65	0,60- 0,65
Sie sind Gesundheitswalker/ -läufer (2-3 x Walken oder Joggen pro Woche)	x = 65-70	0,65-0,70
Sie sind leistungsorientiert ... (3-4 x Walken oder Joggen pro Woche)	x = 70-75	0,70-0,75
Sie sind Leistungssportler! (4-5 x Walken oder Joggen pro Woche)	x = 75-80	0,75-0,80

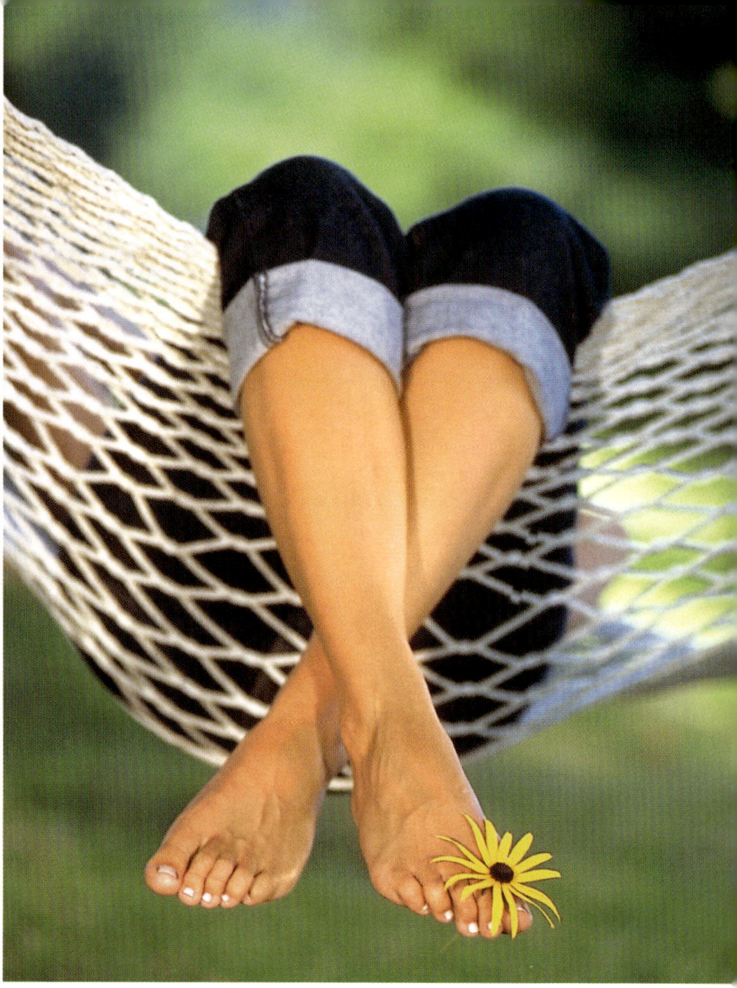

rem Chef geführt haben noch eine Grundsatzdiskussion mit Ihren Jüngsten. Bei einem Fußballspiel Ihrer Lieblingsmannschaft ist eine Messung ebenfalls nicht anzuraten – auch wenn Sie nur auf der Bank oder dem Sofa sitzen. Ein Tipp: Bestimmen Sie Ihre Herzfrequenz morgens nach dem Aufwachen, wenn Sie völlig entspannt dem Tag entgegensehen. Was Sie dann messen, hat auch wirklich etwas mit dem Ruhepuls zu tun …

F ist Ihr Fitness-Faktor:
Über diesen Wert geht Ihr Fitness-Level in Ihre Trainingsherzfrequenz ein. Das Schöne an diesem Verfahren ist, dass Sie problemlos Ihre Herzfrequenz an Ihren Fitness-Zustand anpassen können, indem Sie einfach nur Ihren Fitness-Faktor austauschen. Wie hoch der ist, erfahren Sie in der Tabelle auf S. 73! Ein Beispiel: Ein Mann von 38 Jahren, bislang völlig unberührt von jeglicher sportlicher Aktivität, hat eine Ruhe-Herz-frequenz von 62. Die für ihn momentan geeignete Trainingsherzfrequenz berechnet sich dann folgendermaßen:

Trainingsherzfrequenz (für Walking/Jogging) = [(220 - 0,75 x 38) - 62] x 0,6 + 62 = 139,7
Nicht mehr als 140 Herzschläge sollte dann seine Pulsuhr anzeigen, wenn er demnächst regelmäßig seiner (Trainings-)Wege geht … oder walkt … oder joggt.

FAULSEIN GEHÖRT ZUM TRAINING

Nach dem eben absolvierten Trainingslauf stehen Sie unter der Dusche und planen, den Rest des Abend gut gelaunt auf dem Sofa zu verbringen. Das bisschen Faulheit haben Sie sich jetzt verdient, denn an der Leistungsverbesserung arbeitet Ihr Körper nun die nächsten Stunden und Tage ganz alleine weiter. Und noch mehr: Die Phase der Entspannung, die Sie jetzt eingeläutet haben, ist das eigentliche Geheimnis Ihres Fitness-Zugewinns! Ohne, dass der Körper Zeit hätte, auf den ersten Bewegungsimpuls angemessen zu reagieren, wäre eine Verbesserung Ihrer Fitness gar nicht möglich. Aber was genau passiert nun in Training und Regeneration?

Belastung fordert den Körper, so viel ist klar. Zunächst unterschreitet er sein ursprüngliches Leistungsniveau, denn kurzfristig muss er seine Kohlenhydrat- und Fettspeicher leeren, Eiweiße und Hormone abbauen: Der Körper ermüdet. In der sich anschließenden Erholungsphase vollzieht der Körper „Reparaturarbeit" – Laktat wird abgebaut, Binde- und Stützgewebe werden regeneriert und verlorene Salze wieder nachgefüllt.

Doch der Körper tut noch mehr, denn im Training hat er dazugelernt: Belastungen dieser Art könnten häufiger vorkommen, und darauf stellt er sich nun ein: Er regeneriert über das Ausgangsniveau hinaus, füllt seine Energiereserven etwas besser auf, legt das Binde- und Stützgewebe etwas dicker an. Die Leistungsfähigkeit, die er jetzt als Sicherungsreserve erreicht, ist höher als vor Beginn des Trainings. Doch was die Leistungssteigerung angeht, hat der Körper ein „Kurzzeitgedächtnis". Folgt auf den ersten Trainingsreiz in angemessenem Abstand nicht ein weiterer, geht der Gewinn an Fitness wieder verloren: Der Körper fällt auf das alte Niveau zurück.

Bei *sinnvollem* Trainingsaufbau wechseln sich Belastungs- mit Erholungsphasen systematisch ab. Nur so kann die körperliche Konstitution signifikant verbessert werden. Hat der Körper hingegen nicht genügend Zeit zur Erholung, kann das den Erfolg der Trainingsanpassung mindern und sogar im **Übertrainingssyndrom** münden. Resultate wären länger andauernde Erschöpfungszustände und allgemeine Lustlosigkeit. Und darüber hinaus kann die Fitness sogar unter das Aus-

gangsniveau zurückfallen. Das Resultat lautet in so einem Fall: Mit viel Mühe draufgezahlt!

→ *Die Regenerationsphase ist ein entscheidender Bestandteil des Trainings. Die im Trainingsplan dafür eingeräumten Zeiten sollten weder unter- noch überschritten werden* (Trainingsregel 5, S. 77).

FAZIT: TRAININGSREGELN!

Wie man sieht, lassen sich aus den Stoffwechselprozessen des Körpers einige wichtige Regeln für das Training ableiten. Hier die Zusammenfassung in Kürze:

Trainingsregel 1: Die Arbeit ist getan, der Bewegungsdrang ist da. Nun können Sie zwar gerne voller Energie direkt in die Laufschuhe springen - aber bevor Sie loslaufen, vergessen Sie bitte auf keinen Fall das **Aufwärmen.** Nur so werden Bänder, Muskeln, Gelenke, Stoffwechsel und Herz-Kreislauf- sowie Atmungssystem angemessen auf die körperliche Aktivität vorbereitet ... und Ihnen geht nicht direkt auf den ersten Metern die Puste aus.

Trainingsregel 2: Laufend abnehmen und dabei noch an Ausdauer gewinnen! Das heißt, gleich zwei Fliegen mit einer Klappe zu schlagen – und das ist wahrlich effektiv! Doch damit beides nicht ein Wolkenschloss bleibt, bedenken Sie eines: Erst nach 20 bis 30 Minuten stellt sich Ihr Körper vermehrt auf Fettverbrennung um, immer vorausgesetzt: Er ist nicht im Sauerstoffdefizit. Das heißt für Ihr Minimalprogramm:

■ **Langsam laufen!** Ja, Sie dürfen und sollen langsam laufen. Dass Ihnen irgendwann im Laufe Ihres Programms einmal die Zunge aus dem Halse hängt, ist sowieso nicht im Sinne des Erfinders.

■ **Länger als 20 Minuten laufen, Training auf 60 Minuten steigern!** Bevor Sie anfangen, denken Sie einfach nicht an ein solch schlimmes Wort wie „Leistungssteigerung". Aber – unter uns – Sie werden sich wundern, nach welch kurzer „Laufzeit" für Sie 20 Minuten nicht mehr als ein Pappenstiel sind ...

Trainingsregel 3: Locker bleiben, Ausdauersport betreiben. Ausdauer ... ist nicht Ihre Stärke? Keine falsche Bescheidenheit! Die meisten Menschen verfolgen das, was Ihnen Spaß macht, auch mit Ausdauer. Sind Sie da etwa eine Ausnahme? Ein Vorschlag: Planen Sie Ihre Fitnessläufe auf jeden Fall in Ihrem Terminkalender mit ein und halten Sie sich zunächst einmal zwei Wochen daran.

Der eine belohnt sich mit einem Essen beim Franzosen, der nächste plant einen Saunabesuch und wieder einer isst gerne Schokomuffins: Wie die Belohnung ausfällt, bestimmen Sie selbst.

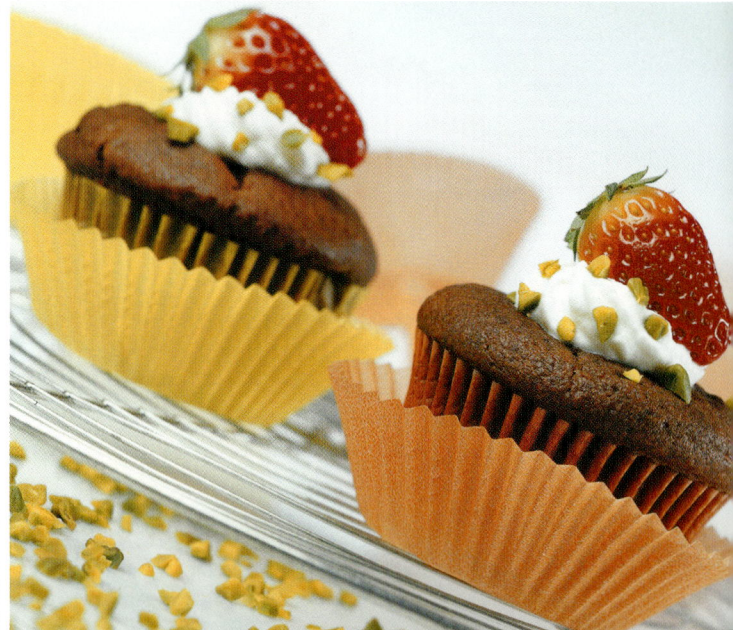

Dann gibt es eine Belohnung Ihrer Wahl. – Wenn sich die ersten Erfolgserlebnisse erst einmal eingestellt haben, tun Sie von ganz allein, was Ihnen Spaß macht.

Trainingsregel 4: Immer am Puls der Zeit! Gerade am Anfang ist die Messung der Herzfrequenz sehr hilfreich, um den persönlichen Rhythmus beim Laufen oder Walken zu finden. Ohne Zweifel ist die **Pulsuhr** ein wichtiges und nützliches Handwerkszeug – auch für die Pflege Ihrer Motivation. Denn im ersten halben Jahr tut sich viel, was die Verbesserung Ihrer Fitness angeht. Ist doch schön, wenn man seinen Erfolg „schwarz auf weiß" verfolgen kann.

Trainingsregel 5: Faul sein gehört zum Training ... wie die Torte zum Geburtstag. Damit der Körper sich nämlich an den Trainingsreiz anpassen kann, den Sie gesetzt haben, braucht er Zeit. Daher liegt im Allgemeinen zwischen zwei bewegten Tagen ein **Regenerationstag!** Das heißt für das Gesundheitstraining: zwei- bis dreimal die Woche laufen oder walken. Genießen Sie Ihre Erholungszeit und gönnen Sie sich etwas Gutes, während Ihr Körper daran arbeitet, Ihre Fitness zu verbessern.

Trainingsregel 6: Keine Regel ohne Ausnahme! Kleine Inkonsequenzen sind nur allzu menschlich. Ihre gesammelten guten Vorsätze müssen ja nicht direkt wie ein Kartenhaus zusammenfallen. Und Sie werden auch kein schlechterer Mensch dadurch, dass Sie mal sagen: „Ich habe einfach keine Lust." Wenn Sie Ihr Ziel, etwas mehr Bewegung in Ihr Leben zu bringen, nicht aus dem Auge verlieren, kann nicht viel passieren. Hauptsache, die Regel wird nicht zur Ausnahme ...

Wann laufe ich am besten?

Die einfache Antwort lautet: Wenn Sie Lust haben, wann es Ihnen am besten in den Zeitplan passt, wann Sie sich am meisten davon versprechen. Hauptsache ist, dass Sie laufen. Markieren Sie sich geeignete Zeitlücken am Anfang der Woche in Ihrem Terminkalender.

Wann sollte ich besser nicht laufen?

Wenn Sie krank sind. Mit tränentriefenden Augen und verstopfter Nase ist die Sauerstoffversorgung nicht mehr wirklich gesichert. Aber Vorsicht vor der Krankheit als fauler Ausrede! Unbemerkt und auf leisen Sohlen könnte Sie der innere Schweinehund

wieder an der Wade gepackt haben ...

NÜTZLICHES RUND UMS EQUIPMENT

Nach welchen grundsätzlichen Prinzipien der Körper in Bewegung arbeitet, ist eine Sache – die andere Sache ist, was man mit diesem Wissenszuwachs alles anfangen kann. Wo Ihr Startpunkt in punkto Fitness ist, wissen Sie ja bereits. Ob Sie joggen oder walken, ist egal. Aber wenn Sie zukünftig nun mehr Bewegungspraxis bekommen, ist es umso motivierender, einen Maßstab zu haben, an dem Sie ablesen können, wie Sie kontinuierlich und vielleicht viel rascher als Sie denken an Energie, Fitness und Wohlbefinden gewinnen. Pulsuhr und Stufen-Belastungstest sind zwei geeignete Maßstäbe – der eine für den Hausgebrauch, der andere für den Hang zum Perfektionismus.

STRATEGIEN FÜR IHRE FITNESS

Die Pulsuhr leistet bei der Durchführung eines systematischen Programms, wie wir es Ihnen vorstellen möchten, sicherlich gute Dienste. Die Herzfrequenzbereiche, die Sie mit der Pulsuhr kontrollieren können, lassen sich ebenfalls recht gut über die genannte Formel (s. S. 73) berechnen. Wenn Sie allerdings vor allem die optimale Leistungssteigerung im Sinn haben, soll Ihnen die Möglichkeit der optimierten Trainingsanpassung durch den so genannten Laktattest nicht verschwiegen werden.

Wenn Sie es ganz genau wissen wollen ...

könnte dieses Testverfahren für Sie das Richtige sein. Hierbei wird Ihre individuelle anaerobe Schwelle über mehrere Laktatmessungen unter sich steigernder körperlicher Belastung ermittelt. Wenden Sie sich an ein Institut für Sport- oder Präventivmedizin bzw. an eine Sporthochschule in Ihrer Nähe. Folgendes wird Ihnen im Test widerfahren:

■ Auf einem Laufband oder einer Trainingsstrecke absolvieren Sie ein Jogging- oder Walkingpensum, wobei die Anforderungen stufenweise erhöht werden.

■ Nach jeder absolvierten Stufe wird für die Laktatbestimmung ein Tropfen Blut aus dem Ohrläppchen entnommen. Sie müssen so lange laufen, bis Sie das vorgegebene Pensum nicht mehr erfüllen können. Aber keine Sorge, alles wird dokumentiert und Ihre Herzleistung ständig kontrolliert.

Mit einer Pulsuhr können Sie Ihre Herzfrequenz beim Ausdauertraining überwachen. So bleiben Sie garantiert im optimalen Trainingsbereich.

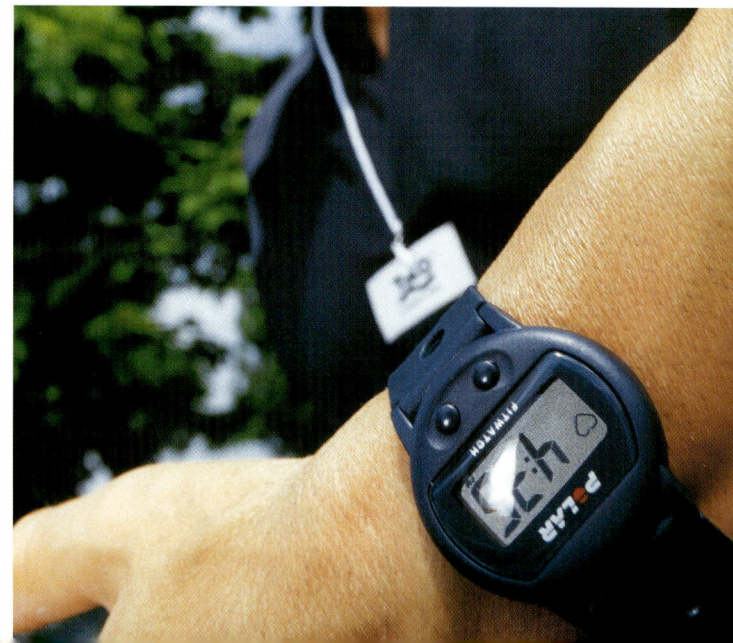

Der Sinn der Übung?

Als Ergebnis des Stufentests wissen Sie am Ende,

■ wie hoch Ihre persönliche maximale Herzfrequenz ist,

■ welchen exakten Wert Ihr Trainingspuls bei Ihrem jetzigen Fitness-Zustand haben sollte,

■ nach welchem Zeitplan Sie am besten trainieren. Denn Trainingspläne werden meist ebenfalls von den Anbietern solcher Tests erstellt.

Wer Kosten und Mühen für einen solchen Test nicht scheut, dem ist eines garantiert: Besser abgesichert kann er seine Leistungsverbesserung nicht vorantreiben. Voraussetzung: Nach ab-

solviertem Laktattest und mit druckfrischem Trainingsplan beginnt er auch wirklich mit dem Laufen oder Walken. Nicht, dass dann die trügerische Taktik lautet: „Ich bin sportlich, ich habe einen Laktattest gemacht."

Es geht auch ohne Laktat-Test!

Weniger Aufwand beschert Ihnen folgende Einstellung: „Mein Körper sagt mir schon, was gut für mich ist." „Ich will, wenn ich schon laufe, dabei auch Witze erzählen können ... und ohne nach Luft zu schnappen bis zur Pointe kommen". Das hört sich nach Spaß und Erfolg an. Gut so! Wenn Sie jetzt wissen, was gut für Sie ist, wäre es jetzt

gut zu wissen, was Sie brauchen.

ALLES, WAS MAN SONST SO BRAUCHT ...

SCHUHE

Der Laufschuhkauf ist Vertrauenssache. Das Paar Schuhe, das Sie jetzt erwerben, ist neben Ihren persönlichen Zielen nahezu die einzige „Zutat", die über Ihre zukünftigen Erfolge beim Laufen oder Walken entscheidet. Der Trainingsschuh will daher mit Bedacht gewählt werden. Also:

■ Nehmen Sie sich Zeit für den Einkauf, denn es gehören einige Informationen und viele Anproben dazu, wenn der optimale Schuh

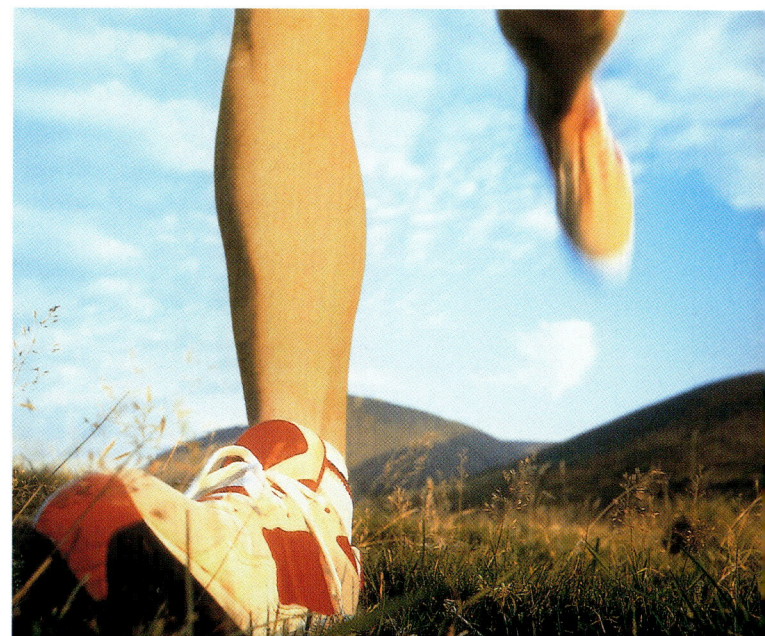

Für den Kauf eines optimalen Laufschuhs sollten Sie sich Zeit nehmen und ein kompetentes Sportgeschäft aufsuchen.

Zur Wahl Ihres Händlers:
Eine relativ große Auswahl an Modellen ist bereits eine gute Visitenkarte, ebenso das Vorhandensein von Laufbändern, mit deren Hilfe der Händler Ihren persönlichen Laufstil ermittelt. Das allein sagt allerdings noch nichts über die Qualität der Fachberatung aus, auf die es am Ende ankommt. Hierbei ist sicherlich ein Kriterium, wie viel Zeit sich der Händler für Ihre Beratung nimmt. Auch sind die Fragen nach Ihrem Gewicht und dem Untergrund Ihrer bevorzugten Laufstrecke ein absolutes Muss. **Fußform, Laufstil** und **Abrollverhalten** des Fußes müssen richtig erkannt werden und bestimmen die Auswahl geeigneter Modelle.

Tipp zum Schuheinkauf
Nehmen Sie ein altes, möglichst abgelaufenes Paar (Sport-)Schuhe mit. Ihr Fachverkäufer kann dann leichter erkennen, worauf bei Ihrem Fuß und Laufschuh zu achten ist.
Barfuß auf der Bademmatte
... funktioniert es am besten. Wer nach dem Duschen einen Blick auf den Abdruck seines nassen Fußes wirft, hat damit bereits eine wichtige Information für den Kauf seines Laufschuhs im Auge. Wie sieht Ihr

persönlicher Abdruck aus (siehe Tabelle rechts)?

Anprobe! Dass Sie die Zeit, die Sie sich für den Schuhkauf eingeräumt haben, voll und ganz nutzen, ist ja klar. Probieren Sie nicht nur zwei oder drei Paare, sondern schöpfen Sie aus der Vielfalt des Angebotes, bis Sie den Schuh herausgefunden haben, der für Ihre Füße gemacht ist. Bei diesem Testlauf gibt es ein paar Grundregeln:
- Tragen Sie die Socken, die Sie auch beim Training tragen werden. Eine kurze Hose und ein freies Knie eröffnen dem geschulten Auge des Händlers Kenntnisse über Ihre Beinachse.
- Der Untergrund, auf dem Sie hauptsächlich laufen wollen, ist ein wichtiges Kriterium. Waldböden zum Beispiel erfordern das grobstolligere Profil eines typischen Trailschuhs.
- Achten Sie darauf, dass Ihre große Zehe eine Daumenbreite Platz hat, bevor sie Kontakt mit dem Schuh bekommt.
- Jegliches Unwohlsein Ihres Fußes – Druckstellen oder Engegefühl – bringt das Testpaar sofort zurück ins Regal. Nur ein wirklich gut sitzender Schuh wird nicht

für Ihren Fuß gefunden werden soll.
- Suchen Sie sich einen kompetenten Sportschuhhändler. Und wundern Sie sich nicht, wenn Ihr Händler mit Ihnen einen Termin ausmachen will. Das spricht durchaus dafür, dass Sie beim Sportschuhgeschäft die richtige Wahl getroffen haben, denn: Für eine gute Gesundheitsberatung macht man schließlich auch Termine.

STÄRKEN UND SCHWÄCHEN IHRER FÜSSE

	Normalfuß	Senkfuß	Hohlfuß
So sieht der Abdruck aus	Das Fußgewölbe ist normal ausgebildet, d.h. Vor-, Mittel- und Rückenfußbereich sind beim Abdruck erkennbar.	Das Fußgewölbe ist schwach ausgebildet, d.h. der Fuß hinterlässt einen nahezu vollständigen Abdruck (Plattfuß).	Der Fuß ist so stark aufgewölbt, dass der Mittelfußbereich nur einen sehr schmalen Abdruck hinterlässt.
So rollt der Fuß ab	Der Normalfuß hat bei jedem Schritt zuerst mit der Außenkante Kontakt mit dem Boden. Um das Körpergewicht abzufangen, knickt der Fuß leicht nach innen ab **(natürliche Pronation)**.	Der Senk-Spreizfuß trifft schon bei der Landephase mit der Innenseite des Fußes auf und knickt zur Dämpfung unverhältnismäßig stark nach innen ab **(Überpronation)**. Beim Abdruck wird die Innenseite des Mittelfußes sichtbar.	Der Hohlfuß knickt nach Bodenkontakt sehr wenig nach innen ein und fängt den Aufprall damit nur ungenügend ab **(Unterpronation)**. Nur ein schmaler äußerer Bereich des Mittelfußes ist erkennbar.
Stärken und Schwächen Ihrer Füße	Jeder Ihrer Schritte findet die Ideale Balance zwischen Aufpralldämpfung und Stabilität.	Ihr Fuß dämpft den Aufprall genügend – allerdings auf Kosten der Stabilität.	Stabilität ist für den Hohlfuß kein Problem; doch ein zu geringer Aufprallschutz birgt Gefahren für die Gelenke.
Darauf sollten Sie beim Schuhkauf achten	Schuhe, die Stabilität bieten („Stabilschuhe").	Schuhe mit speziellen Stabilitätsstützen auf der Innenseite.	Schuhe mit guten Dämpfungseigenschaften und hoher Flexibilität.

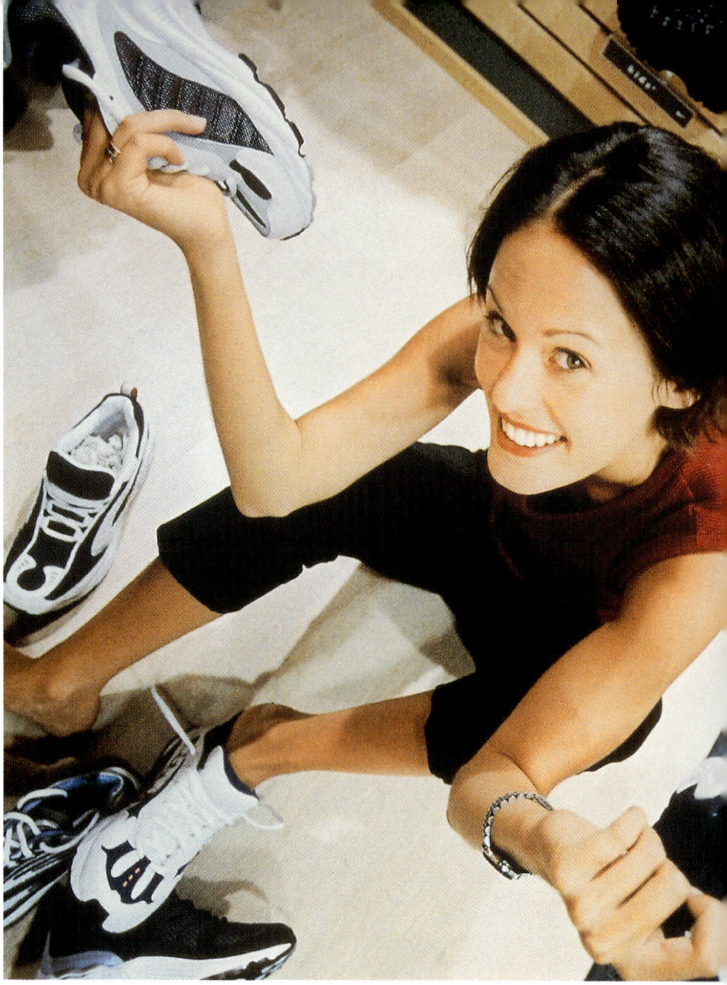

zum Stolperstein beim
Laufen oder Walken.
■ Sparen Sie nicht am fal-
schen Ende. Zuerst sollten
Sie mit Ihrem Fachhändler
nach dem für Sie optima-
len Schuh suchen und
erst dann nach dem Preis
fragen.
Gute Schuhe kosten nun mal
mehr als eine Kinokarte, doch
der Preis relativiert sich sehr
schnell, wenn man berück-
sichtigt, wie tief andere
Sportarten ins Portemonnaie
greifen – und wie weit Sie mit

einem Paar Laufschuhe kommen können.
Aber dennoch ist die Lebensdauer Ihres neu erworbenen
Sportgerätes nicht unbe-
grenzt. Im Durchschnitt über-
steht das neu erworbene
Paar ungefähr 1.500 Kilometer, bevor es als Gartenschuh
seinen wohlverdienten Le-
bensabend antritt – oder an-
treten sollte. Denn allzu bequeme Treter erfüllen ihre
stabilisierende bzw. dämpfen-
de Wirkung nur noch ungenü-
gend. Ohnehin ist es für die-

jenigen, die mehr als zwei-
bis dreimal pro Woche laufen,
empfehlenswert, sich mit einem Zweitpaar auszustatten.

**Gutes Schuhwerk für
Schwergewichte**
Ihr Schuh hat einiges zu tragen, denn nicht nur bei besonders großen oder übergewichtigen Menschen wird er
bei jedem Schritt – je nach
Lauftempo – mit dem Zwei-
bis Dreifachen des Körperge-
wichtes belastet. Also: Sparen Sie nicht beim Schuh-

kauf, Ihre Gelenke brauchen ganz besonderen Schutz! Sparen Sie auch nicht beim zweiten Schuhkauf, denn Ihr erstes Paar verschleißt einfach schneller!

PULSUHR

Für den Anfänger gibt es ein sicheres Mittel gegen das „Draufloslaufen": den Herzfrequenz-Computer mit Pulsuhr. Er ist für die Bestimmung der Herzfrequenz eine wirklich gute Einstiegshilfe, da es gerade am Anfang oft verlockend ist, mit einem zu hohen Tempo in die Bewegung einzusteigen. Doch so schnell wie die Puste verliert man auch den Spaß am Laufen.

Herzschlag, Körpergefühl und die sichere innere Stimme

Wenn Sie allerdings nicht zu den Leuten gehören, die einfach keinen anderen Walker oder Jogger neben sich dulden können und ohne Bremse gnadenlos Vollgas geben, dann brauchen Sie sich von der Pulsuhr nicht sklavisch abhängig zu machen. Der Blick auf das Handgelenk kann dann auch das bestätigen, was Ihr Körper Ihnen im Grunde von selbst sagt: „Das Tempo ist jetzt für mich richtig", „Hoppla, jetzt wird die Luft knapp; langsamer werden", „Ich bin nicht gut drauf, aber nach ein wenig Bewegung wird das schon besser". Ihr Körpergefühl ist ein guter Ratgeber, auch für Ihre Fitness.

Der Herzfrequenzmesser arbeitet nach dem EKG-Prinzip und besteht aus einem Sender mit Brustgurt sowie der Pulsuhr. Die Spannbreite in bezug auf Preis und Leistung liegt bei den Herzfrequenzmessern zwischen 50 und 250 Euro. Grob lassen sich die derzeit auf dem Markt befindlichen Geräte in vier Kategorien einteilen:

■ Standarduhren der unteren Preiskategorie haben eine Herzfrequenzanzeige und einen oberen und unteren Grenzwert. Wenn Sie Ihren persönlichen Trainingsfrequenzbereich kennen und innerhalb dieses Rahmens trainieren wollen, genügt diese Ausführung vollkommen.

■ Uhren mit Zielbereichen, Zwischenspeichern etc.: Wenn Sie auf eine bestimmte Trainingsbelastung hinarbeiten, die Sie über die Herzfrequenz kontrollieren wollen, ist das Ihr Gerät; geeignet für den Einsteiger mit Ehrgeiz.

■ Uhren, die zusätzlich den Ruhepuls, den aeroben Trainingsbereich, den Anteil am Fettstoffwechselbereich und die Anzahl der verbrauchten Kalorien anzeigen. Wer Ausdauersport vor allem unter dem Aspekt des Gewichtsverlusts betreibt, ist mit dieser Trainingshilfe gut beraten.

■ Uhren mit PC-Interface. Das ist die Kategorie der Profis, auch vom Preis her. Wenn Sie viel Spaß an technischem Gerät haben, können Sie in der Sportabteilung ruhig mal einen

Blick darauf werfen; wenn Sie ein dickes Portemonnaie haben, ruhig auch einen zweiten. Aber für einen Anfänger ist ein solches Gerät nun wirklich nicht erforderlich.

Auf die gute Passform kommt es an
Um eine einwandfreie Messung der Herzfrequenz zu gewährleisten, sind ein paar Dinge zu beachten:
- Achten Sie auf einen strammen Sitz des Gurtes, ohne dass Sie Trage- und Laufkomfort dabei einbüßen.
- Befeuchten Sie gründlich die Sender am Gurt, dann gibt es auch keine Sendestörung.

- Trocknen Sie nach dem Training den Sender ab. Das schont die Batterie.

KLEIDUNG
„Kleider machen Läufer" – Das könnte man manchmal meinen, wenn man sich im Sportgeschäft und in Parks zu Jogging-Stoßzeiten einmal umsieht. Bunte Farben, schräge Designs, knackig enge Tights, Tank-Tops, weite Shorts, enge Shorts in warm, extrawarm, frühlingsfrisch, regen- und winddicht – die Fülle der Möglichkeiten ist schier unerschöpflich: Wen wundert es dann noch, wenn einer, der auszog, um Trainingskleidung zu kaufen, nach mehrstündiger Abwesenheit völlig desillusioniert,

mit leeren Händen und den entnervten Worten zurückkehrt: „Ich kann mich nicht entscheiden ..., finde nichts ..., ist doch alles viel zu teuer". Sein folgenschweres, aber nicht ganz unbeabsichtigtes Fazit: „Ich kann nicht laufen."

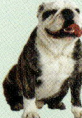 **Wenn der Schweinehund mal wieder zupackt:**
Nein, nein, nein: „Ich hab nichts zum Anziehen!", können wir leider nicht gelten lassen.

Unsere klare Antwort: „Das lassen wir nicht gelten!", denn die einzig wahre Grundregel Ihrer guten Vorsätze

Was man schlussendlich zum Laufen trägt, ist jedem selbst überlassen. Hauptsache, man läuft.

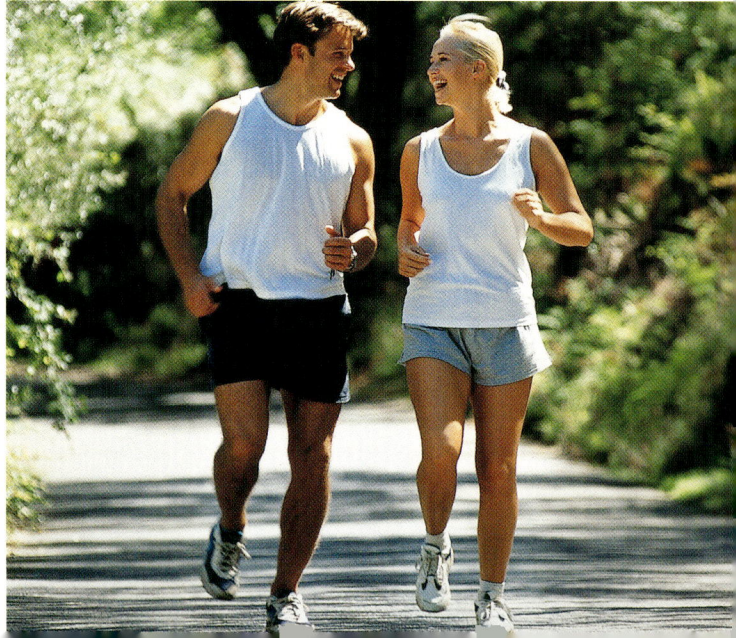

lautet: „Laufen macht Läufer". Alles, was Sie letztlich zur Umsetzung brauchen, ist ein Paar gute Schuhe, vielleicht eine Pulsuhr, für Frauen ist eventuell noch ein Sport-BH sinnvoll ... und das war's. Generationen von Amerikanern haben sich mit ausgebeulten Trainingshosen und verwaschenen T-Shirts fit gehalten – warum nicht auch Sie? Tragen Sie doch einfach das, was bequem ist, bei kaltem Wetter warm hält und Sie im Sommer ungehemmt, aber nicht unnötig schwitzen lässt. So ganz aus der Luft gegriffen sind die Vorzüge von modernen Materialien allerdings nicht. Wer frühzeitig Gefallen an dem einen oder anderen funktionellen Kleidungsstück findet (und es auch zweckbestimmt einsetzt!), wird schnell feststellen, dass dadurch der Komfortgewinn beim Laufen nicht unbeträchtlich ist. Denn atmungsaktives Synthetikmaterial wirkt wie eine Klimaanlage – Feuchtigkeit wird nach außen abgeleitet, Verdunstungskälte wird vermieden, Ihr Körper bleibt auf der Temperatur, bei der er sich am wohlsten fühlt – bei 37 Grad. Grundsätzlich ist das **Zwiebelprinzip** Ihr bester Kleidungsstil. Wenn Sie mehrere dünne Kleidungsstücke über-

einander tragen, können Sie sich, Schicht für Schicht, plötzlichen Wetteränderungen anpassen.
Öffnen wir doch einmal den Kleiderschrank des Läufers. Sie können sich das aussuchen, was Ihnen sinnvoll und nützlich erscheint. Oder bleiben Sie, ganz nach Geschmack, bei der geliebten, verbeulten alten Jogginghose. Im **Frühling/Sommer** genügen ein T-Shirt oder Tank-Top und eine kurze bzw. lange Shorts. Eine leichte, winddichte Jacke schützt vor Auskühlung durch frische Brisen und überraschende Schauer. Wenn Ihre Trainingsstrecke nicht gerade von einem grünen Blätterdach beschattet wird, ist eine Schirmmütze als Sonnenschutz empfehlenswert. Als überaus nützlich erweist sich bei „Durststrecken" ebenfalls der Gürtelhalter für die Trinkflasche. Für das Laufen im Dunkeln ist Kleidung mit reflektierenden Streifen sinnvoll, so dass Autofahrer Sie rechtzeitig sichten können.
Im **Herbst/Winter** erleichtert Ihnen eine angemessene Kleidung sicherlich die Überwindung Ihres inneren Schweinehundes: Ein dünnes Kunstfaserhemd, das direkt auf der Haut getragen wird, wärmt Oberkörper und Nie-

ren, ein lockeres Langarm-Shirt sorgt für angenehme Temperierung und Schweißableitung. Eine warme, wind- und wasserdichte Jacke macht Sie auch im Winter wettertauglich. Wärmende Tights – eng anliegende Laufhosen – aus Funktionsfaser unterstützen den Bluttransport zum Herzen hin und saugen weder Wasser noch Schnee auf. Wenn es richtig kalt wird, ist auch zu Stirnband und/oder Mütze zu raten, da die Temperaturregulation auch über den Kopf funktioniert.

Einmal ganz abgesehen von den rein funktionellen Vorteilen hat Laufkleidung einen weiteren positiven Effekt auf Ihr Training. Es macht einfach mehr Spaß, der ersten Frühlingssonne ein paar gut sitzende Tights an Stelle einer verwaschenen Jogginghose mit ausgebeulten Knien zu präsentieren. Und das erhöht Ihre Motivation. Und das wiederum bringt Sie zum Laufen!

Was hilft die beste Kleidung ...

wenn die Socken Ihnen zu Blasen verhelfen? Bei den Socken ist ebenso wie bei den Schuhen auf eine optimale Passform zu achten. Da kann auch eine Markierung nützlich sein, welcher von beiden an den rechten und welcher an den linken Fuß gehört. Außerdem ist es bei den Socken sehr von Vorteil, wenn sie aus Naturfasern sind ...

Für Ihre Erfolge gibt es keine Noten, sondern ein gutes Lebensgefühl.

Ein Wort vorab: Sie haben sich bis jetzt angesehen, wo Sie fitnessmäßig stehen, was Sie noch erreichen wollen, wie Sie mehr Aktivität in Ihren Alltag bringen können, was Sie (nicht) brauchen, wenn Sie Ihre Ausdauer verbessern wollen. Nun wird es bierernst. Wir kommen zum Training, das Sie doch wohl äußerst konsequent durchziehen werden ...

Das war gerade nicht so ganz ernst gemeint. Ein Trainingsplan ist kein Stundenplan, sondern ein Angebot, ein Weg zu mehr Fitness. Experimentieren Sie mit der Aktivität, und setzen Sie sich auf keinen Fall unter Druck. Für Ihre Erfolge gibt es keine Noten, sondern eine Extraportion gutes Lebensgefühl. Und letztlich ist es immer der Spaß an der natürlichen Bewegung, der einen bei der Stange hält.

> „Vogel fliegt, Fisch schwimmt, Mensch läuft."
> Emil Zátopek

Das geflügelte Wort des legendären tschechischen Langstreckenläufers sagt vor

Ob Joggen oder Walken - Hauptsache Sie bewegen sich regelmäßig!

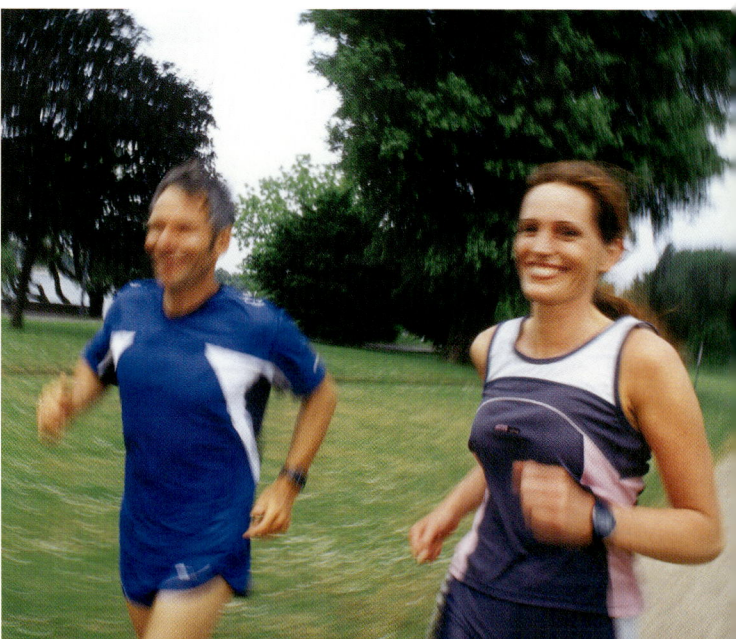

allem eines: Die natürlichste Bewegungsform ist die angeborene. Das gilt für 18-fache Olympiasieger ganz genauso wie für Sie. – Im Gegensatz zu Tieren, die gehen, traben oder galoppieren können, verfügen wir als Zweibeiner nur über zwei Gangarten (mit denen wir aber ziemlich weit gekommen sind) – das Gehen und das Laufen. Dementsprechend sind Walking und Jogging die einfachsten und effektivsten Ausdauersportarten, zwischen denen der minimalistisch denkende Einsteiger mit Sinn für Gesundheitsvorsorge wählen kann.

Egal, wie groß, schwer oder alt Sie sind: Ausdauer lässt sich trainieren. Für welche der beiden Trainingsformen Sie sich dann letztlich entscheiden, hängt von zwei Faktoren ab:

■ vom Spaß, den Sie sich von der neu gewählten Sportart versprechen.
■ von Ihren körperlichen Voraussetzungen.

Ihre neue Sportart sollte zu Ihnen passen, daher wäre die erste Frage, mit welcher Art der Bewegung Sie sich am wohlsten fühlen. Vielleicht haben Sie von vornherein eine ganz bestimmte Vorliebe. Dann folgen Sie Ihren Neigungen, denn Ihr zukünftiger Ausdauersport soll schließlich zu Ihrem „ständigen Begleiter" werden – und auch bei dem spielt der Geschmack ja bekanntermaßen eine nicht unwesentliche Rolle …

WALKING UND JOGGING: UNTERSCHIEDE UND GEMEINSAMKEITEN

Walken und Joggen basieren zwar auf den gleichen Bewegungsabläufen, allerdings gibt es einen Unterschied, der das Walken für den gänzlich untrainierten Einsteiger als besonders geeignet erscheinen lässt: Während der Bewegungsablauf beim Joggen eine Flugphase aufweist (d. h. für einen Moment heben beide Füße vom Boden ab), ist das Walken eher bodenständig. In jeder Phase dieses Bewegungsablaufs hat mindestens ein Fuß Kontakt zum festen Untergrund.

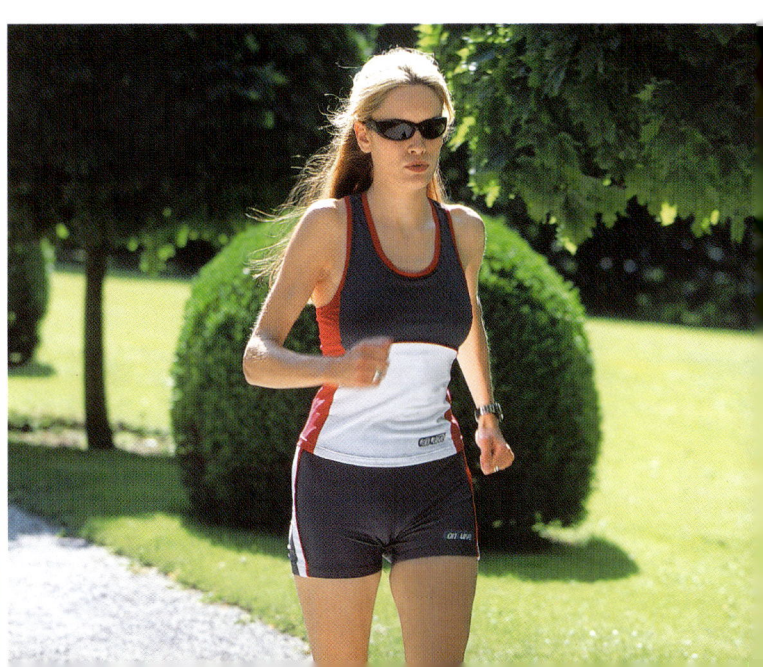

Als Zweibeiner verfügen wir über zwei Gangarten: das Gehen und das Laufen. Deshalb sind Walking und Jogging die einfachsten und effektivsten Ausdauersportarten.

Das hat Konsequenzen für Kraftaufwand und Leistungsanforderung:

- Da der Körper vom Boden abgehoben werden muss, liegt der Kraftaufwand beim Joggen um zehn Prozent über dem beim Walken.
- Dementsprechend sind Kalorienverbrauch und Herz-Kreislauf-Aktivierung beim Joggen höher.
- Beim Aufsetzen nach der Flugphase muss beim Joggen der Fuß das Dreifache,

beim Walken lediglich das 1,5-fache des eigenen Körpergewichts abfedern. Wenn für Sie schnellere Erfolge auf dem Weg zur schlankeren Hüfte im Vordergrund stehen, dann ist Jogging sicherlich Ihre erste Wahl. Wenn Ihre Gesundheit allerdings beeinträchtigt ist – sei es durch starkes Übergewicht, Diabetes, Arteriosklerose oder durch ein anderes Gesundheitsrisiko – sollten Sie Ihre Entscheidung mit Ihrem Arzt gemeinsam treffen. In diesem Fall ist eine gründliche medizinische Untersuchung ohnehin Pflicht, die empfehlenswertere Ausdauersportart wäre dann das Walken als sanfterer Einstieg. Wenn Sie nach dem Einstieg mehr wollen, können Sie immer noch in den Laufschritt übergehen.
Die Technik ist einfach, das Equipment, das Sie benötigen, sowie das Warm-up, also das Aufwärmprogramm, und das Cool-down, das Dehnen und Entspannen danach, sind für beide Ausdauerprogramme gleich. Am besten, Sie probieren beide einmal aus und entscheiden sich dann nach Ihren ersten Praxiserfahrungen.

ZIELGRUPPE XXL: TRAINING FÜR SCHWERGEWICHTE

Schön, dass Sie bis hierhin vorgedrungen sind. Denn wenn Sie Lust auf Bewegung und keine gesundheitlichen Beschwerden haben, können Sie ebenso aktiv werden wie die leichteren Zeitgenossen. Besonders wichtig ist für Sie allerdings ein gründliches Warm-up, denn Ihre Sehnen, Bänder und Gelenke brauchen ein wenig mehr Zuwendung als die der Leichtgewichte. Bei der Ausdauer steigen Sie sanft ein: Das für Sie geeignete Ausdauertraining ist das Walking.

IMMER GUT TEMPERIERT BLEIBEN: WARM-UP UND COOL-DOWN

Ein kalter Motor startet schlecht, und auch Ihr Motor braucht zunächst ein wenig Anschub, bevor er auf volle Leistung hochfährt. Stretching, die statische Muskeldehnung, beugt Kaltstartschwierigkeiten wie Muskelverhärtungen vor und aktiviert den aufbauenden Stoffwechsel. Allerdings sollten Sie ein paar Grundregeln beachten:

- Nur aufgewärmte Muskulatur wird gedehnt. Gehen Sie zunächst zügig und energisch, bis der Kreis-

WARM-UP

Beginnen Sie also zunächst mit folgendem Warm-up, damit die Muskeln, Sehnen und Gelenke sich darauf einstellen können, was auf sie zukommt.

Atemübung	Kurz vor dem Warm-up haben Sie den Alltagsstress noch nicht abgeschüttelt? Macht nichts. Das können Sie jetzt in unserer Atemübung tun.	
Beim Einatmen …	Verschränken Sie die Hände im Nacken. Die Ellenbogen etwas nach hinten ziehen, so dass der Brustkorb sich weitet.	
Beim Ausatmen …	Arme nach vorne nehmen, Oberkörper beugen und auf den Oberschenkel abstützen. Mehrmals wiederholen (5 x).	
Aus der Haltung beim Ausatmen gehen Sie direkt über in die …		

Ganzkörperstreckung	Verschränken Sie die Hände vor dem Körper und führen Sie sie über den Kopf. Während dieser Aufwärtsbewegung streckt sich der ganze Körper: Knie, Oberschenkel, zuletzt der obere Rücken (3 x).	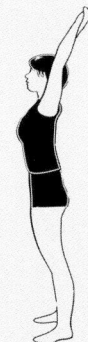
Dehnung der Brustmuskulatur	Winkeln Sie einen Ellenbogen an, so dass die Handfläche nach vorn zeigt. Führen Sie den Arm nun aus der Schulter nach hinten. Beide Seiten abwechselnd dehnen (je 5 x).	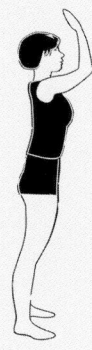
Dehnung der Oberschenkelinnenseiten	Stellen Sie die Füße möglichst weit auseinander, verlagern Sie Ihr Gewicht auf die rechte Körperseite, beugen Sie das rechte Knie, stützen Sie sich mit den Händen darauf ab. Ein leichtes Spannungsgefühl zeigt das rechte Maß für die Dehnung an. Das linke Bein kommt auch dran (je 1 x).	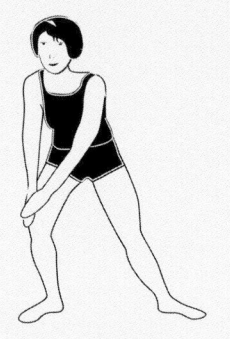

**Dehnung der
Oberschenkelrückseiten
und der Waden**

Aus der Schrittstellung verlagern
Sie das Gewicht auf das hintere
Bein; das vordere mit der Ferse
aufsetzen. Die Hände stützen sich
auf das Knie, der Oberschenkel
beugt sich nach vorn. Abwechselnd dehnen (je 1 x).

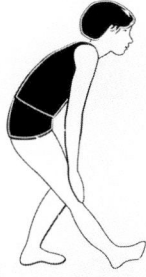

**Dehnung der
Oberschenkelvorderseite**

Stellen Sie sich auf ein Bein und
beugen Sie das andere nach hin-
ten. Fassen Sie mit einer Hand
den Fuß und ziehen Sie ihn so
weit zum Gesäß, bis Sie eine Dehnung im vorderen Oberschenkel-
muskel spüren. Der freie Arm
kann zur Stabilitätssteigerung eingesetzt werden. Vermeiden Sie
dabei eine Hohlkreuzbildung.
Verfahren Sie mit dem anderen
Bein genauso (1x).

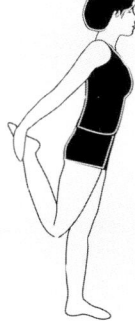

lauf und die Muskeln aktiviert sind. Oder laufen Sie zwei bis drei Minuten auf der Stelle.

- Gedehnt wird nur aus einer stabilen Körperhaltung.
- Die Dehnung erfolgt nur bis zu einem leichten Spannungszustand.

Dieses Kurzprogramm (s. S. 89) hat mehrere Vorteile: Es ist leicht zu lernen und gut zu behalten, es ist schnell durchzuführen und es ist vielseitig einsetzbar, fürs Laufen und Walken gleichermaßen. Dennoch ersetzt ein Dehnprogramm kein Aufwärmen, d. h. 5-10 min. kontinuierliche Bewegung durch schnelles Gehen oder lockeres Traben.

WALKEN ODER JOGGEN, DAS IST HIER DIE FRAGE

Stehen Sie schon in den Startlöchern? Bevor es aber nun mit dem Ausdauersport losgeht, möchten wir Ihnen zunächst einmal einen Tipp zum Einstieg in den Einstieg geben: Kundschaften Sie, bevor Sie anfangen, zunächst einmal geeignete Wege in Ihrer näheren Umgebung aus. Erreichbarkeit und Entspannungseffekt sind dabei die wichtigen Faktoren. Wo laufen Sie am liebsten, im Wald oder über offene Felder? Wie möchten Sie walken oder joggen? Suchen Sie lieber die einsamen Pfade oder fühlen Sie sich in laufender Gesellschaft am wohlsten? Nehmen Sie sich eine Stunde Zeit, gehen Sie zügigen Schrittes, dann haben Sie mit einem Spaziergang bereits alle Vorbereitungen fürs Walking oder Jogging im Griff.

AUSDAUER UND IMMUNSYSTEM

Egal, ob Sie Jogger oder Walker sind: Ihr Immunsystem wird es Ihnen danken, wenn Sie trainieren. Allerdings sollten Sie 80 Prozent Ihrer Leistungsfähigkeit nicht überschreiten, sonst wird aus der Stärkung eine Belastung Ihrer Abwehrkräfte. Bei einer auskurierten Grippe gilt Entsprechendes: Ein langsamer Einstieg ist einfach regenerierender.

FOLGENDE 10 PUNKTE SOLLTEN SIE BEIM WALKING BERÜCKSICHTIGEN:

1. Gemäßigtes Tempo zu Beginn des Walking
2. Die Fersen müssen bei leicht gebeugtem Knie aufgesetzt werden
3. Füße über die gesamte Fußsohle abrollen
4. Fußspitze in Gehrichtung setzen
5. Die Arme sind in 90 Grad anzuwinkeln und sollen seitlich mitschwingen
6. Arme gegengleich schwingen
7. Bewusst ein- und ausatmen
8. Etwa vier bis fünf Meter nach vorne schauen
9. Schultern locker hängen lassen
10. Brustkorb anheben

WALKING – DER SANFTE EINSTIEG, ABER AUCH KEIN SONNTAGSSPAZIERGANG

Büroschluss. Sie stehen vor der Eingangstür Ihrer Firma, da sehen Sie gerade Ihren Bus in die Kreuzung einbiegen. Mit ein wenig Beeilung würden Sie ihn noch erreichen … also gehen Sie strammen Schrittes auf die Haltestelle zu, der Arm, der nicht die Aktentasche tragen muss, folgt zielgerichtet Ihrem energischen Bewegungsablauf. Wenn Sie dann glücklich im Bus sitzen, haben Sie Ihr erstes „Walking-Ultra-Kurzprogramm" bereits absolviert.

Walking hat entgegen landläufiger Meinung nicht viel mit den meditativen Spaziergängen an frischer Luft zu tun. Wenn Sie, statt zwei Minuten zum Bus zu eilen, 20 Minuten durch den Wald walken, ist das durchaus mit Anstrengung verbunden. Wo liegt nun der Unterschied zwischen dem Sonntagsspaziergang einerseits und Walking und Jogging andererseits? Ganz sicher zunächst einmal im Tempo. Wenn sich unsere Urahnen in grauer Vorzeit von Säbelzahntigern oder ähnlichen Räubern verfolgt fühlten, dann beschleunigten sie ihren Schlenderschritt so rasch, bis es vom

energetischen Standpunkt aus gesehen einfach effektiver war zu laufen. In diesem Grenzbereich zwischen Gehen und Laufen bewegen wir uns, wenn wir walken.

WALKEN, ABER WIE? – DIE TECHNIK

Sie haben es ja bereits des öfteren bei Bus und Bahn ausprobiert. Walking ist ein bewusstes, schnelles Marschieren. Wenn Sie kurz davor sind, in leichten Trab zu fallen, dann haben Sie schon das richtige Tempo gefunden. Jetzt geht es noch um das Wie, denn Walking passiert nicht nur in den Beinen. Im Gegenteil, Walken ist ein sehr rhythmischer Bewegungsablauf, bei dem Beine und Arme koordiniert zusammenarbeiten. Das quantitative Ergebnis dieser Zusammenarbeit ist Ihre Walking-Geschwindigkeit, das qualitative Ergebnis Ihr Walking-Stil. Darauf sollten Sie achten, wenn Sie loswalken:

- ■ **Der Fußtritt beim Schritt:** Wenn der Fuß auf dem Boden aufsetzt, wird er über die Ferse und die große Zehe abgerollt. Wenn er sich vom Boden löst, wird er aus der Wadenmuskulatur heraus kräftig abgestoßen.

- ■ **Armschwinger:** Die Arme sind angewinkelt und schwingen locker bei jedem Schritt mit. Unterschätzen Sie die Bedeutung der Armarbeit nicht! Ein kleines Experiment hierzu: Versuchen Sie einmal ohne Einsatz Ihrer Arme das Walking-Tempo zu erreichen, das Ihnen in Notsituationen auf Bahnhofsvorplätzen so gute Dienste leistet. Das gelingt garantiert nicht! Versuchen Sie es trotzdem. Nutzen Sie diese Erkenntnis und setzen Sie Ihre Arme dann bewusst und aktiv im Walking-Bewegungsablauf ein.

■ **Starker Rücken:** Achten Sie auf eine aufrechte Körperhaltung. Das Brustbein weist leicht nach vorn und etwas nach oben, die Schultern lassen Sie locker hängen. Nicht ins Hohlkreuz gehen!

■ **Große Lunge:** Atmen Sie tief und bewusst ein und aus. Den Atemrhythmus bestimmen Sie und Ihr Sauerstoffbedarf.

Trockenübung für den starken Rücken

Stellen Sie sich locker vor den Spiegel, die Füße haben hüftbreiten Abstand. Konzentrieren Sie sich auf Ihren Kontakt zum Boden, pendeln Sie leicht um Ihren Körperschwerpunkt, bis Sie ihn sicher gefunden haben. Wippen Sie nun etwas in den Knien. Der optimale Körperschwerpunkt ist hier wiederum das Ziel. Ebenso, wenn Sie das Becken hin- und herkippen. Nun zum Brustkorb: Richten Sie den Oberkörper Wirbel für Wirbel auf, die Augen sind dabei nach vorn gerichtet. Werfen Sie einen Blick in den Spiegel. Wer sich in dieser Körperhaltung ans Walken macht, beweist Stil!

JOGGEN, ABER WIE? – DIE TECHNIK

Einen Fuß vor den anderen zu setzen, ist die bewährte und lang eingeübte Lauftechnik, seitdem wir alle den Windeln entwachsen sind. Doch wer am Anfang seiner Läuferkarriere einfach drauflosläuft, wird wahrscheinlich in eine beliebte Anfängerfalle tappen bzw. rennen. **Eine zu hohe Anfangsgeschwindigkeit** verleidet einem rasch den Anfangsenthusiasmus. Nach kurzer Zeit bereits rast der Puls, die Lunge pfeift und die Muskeln versagen Ihnen den Dienst. Besser und weitreichender ist hier die Politik der kleinen Schritte.

■ Setzen Sie bei jedem Laufschritt mit dem Mittelfuß

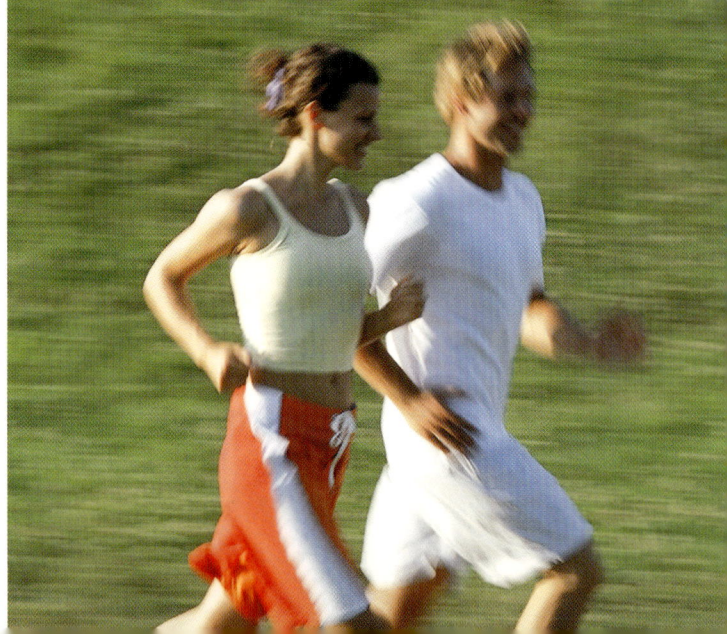

Beim Laufen müssen Sie nicht auf Ihre Atmung achten. Ihr Körper holt sich schon den Sauerstoff, den er braucht.

auf, stoßen Sie sich mit dem Vorderfuß ab.

- Trippeln Sie! Kleine, gleichmäßige Schritte sind am Anfang die richtige Schrittlänge. So lässt sich auch der Puls gut kontrollieren.

Ökonomisch laufen

Beim Einstieg in das Laufen ist der Laufstil zwar erst einmal zweitrangig, aber wenn Sie Sport unter ökonomischen Gesichtspunkten betreiben, dann werden folgende Tipps für Sie hilfreich sein. Denn guter Stil spart Kraft und bringt weiter ... auch beim Laufen.

- **Immer schön locker bleiben** – Arme: Die Hände sind leicht geöffnet, die Daumen liegen locker auf

den Mittelfingern auf. Ober- und Unterarm bilden einen rechten Winkel. Bei jedem Schritt schwingen die Arme locker mit, die Beine – und nur sie – geben den Rhythmus vor.

- **Die Ruhe selbst** – Oberkörper: Der Oberkörper ist an der Bewegung nicht beteiligt. Schultern und Halswirbelsäule sind locker und folgen der Bewegung passiv. Das Wichtigste: Die Wirbelsäule ist gerade aufgerichtet. Der Läufer läuft im Körperschwerpunkt und beweist so Rückgrat.

- **Ganz im Rhythmus** – Knie: Je höher das Knie, desto länger der Schritt. Doch versuchen Sie nicht

bewusst, die Knie bis an die Ohren zu ziehen. Wenn die Bewegung aus der Hüfte heraus erfolgt, streckt sich der Körper und die Schrittlänge wird von selbst größer.

Wie atmen?

So wie immer. Oder durch Mund und Nase, dann bekommen Sie garantiert genügend Luft. Am besten ist es, wenn die Atmung sich beim Laufen weitgehend automatisch vollzieht. Beim Laufen braucht man auf die Atmung also gar nicht zu achten. Wer sich bewegt, holt sich Luft, und zwar in der Regel so viel, wie er braucht. Die meisten Läufer atmen automatisch bei jedem Schritt ein und

Gönnen Sie sich ab und zu etwas - als Belohnung für konsequente Bewegung im Alltag.

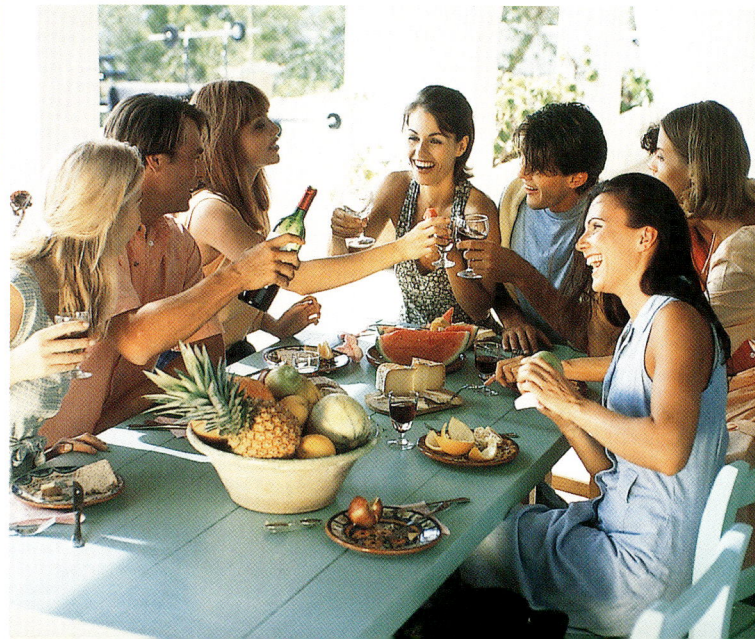

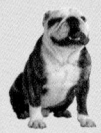

WENN DER SCHWEINEHUND MAL WIEDER ZUPACKT:

	Auf jeden Fall!	Vielleicht …
Die erste Woche halte ich durch!	☐	☐
Nach zwei Wochen bin ich so richtig warm gelaufen …	☐	☐
Vier Wochen? Kein Problem.	☐	☐
Wenn schon, denn schon. Acht Wochen Walking, ohne Wenn und Aber!	☐	☐

Belohnen Sie sich für jeden festen Vorsatz mit der Erfüllung eines Wunsches: ein Saunabesuch, eine Massage, ein Essen bei dem neuen Italiener … Fangen Sie klein an und gönnen Sie sich beim vierten „Ganz sicher" etwas richtig Gutes. Wollten Sie nicht schon immer mal mit einem Ballon fahren? Ihnen wird schon genug einfallen – schreiben Sie es auf!

Ein „Auf jeden Fall" für …	Das werde ich mir gönnen!
die erste Woche …	
die zweite Woche …	
die vierte Woche …	
das volle Programm!	

aus. Wenn es hilfreich sein sollte, achten Sie einmal darauf, wie Sie es machen ... So, das war es auch schon zum Thema „Technik". Kommen wir nun von der Theorie zur Praxis: Ihrem Einstieg ins Walken oder Joggen.

WALKING ODER JOGGING – LÄNGERFRISTIGE BEZIEHUNG NICHT AUSGESCHLOSSEN

Ausdauersport nach Lust und Laune, so sollte sich Ihre erste „Verabredung" mit der neuen Sportart gestalten. Und wie bei jeder ersten Verabredung ist es empfehlenswert, auf die Feinheiten zu achten. Haben Sie sich eine schöne Strecke ausgesucht? Ist das Wetter einladend? Haben Sie Zeit oder ist Ihr Date in den Terminplan gequetscht? Wollen Sie tatsächlich am Wochenende walken/joggen, wo der Stadtwald zur Rennstrecke für Hunde, Kinderwagen und andere Freizeitsportler mutiert – obwohl Sie sich doch auf eine traute Zweisamkeit eingestellt hatten?

Das erste Mal

Wenn Sie alles für Ihr Date bedacht haben, geht es los:

- Fangen Sie mit einem zügigen, fünfminütigen Gehen an, dann sind Muskeln, Sehnen und Gelenke auf Ihr Vorhaben eingestellt.
- Nun können Sie sich in der Praxis mit der Technik vertraut machen.
- Finden Sie Ihr Tempo. Testen Sie Ihre Grenzen ein wenig an, Ihr Kontrolleur „Atmung" sagt Ihnen schon, wann Sie einen Gang zurückschalten müssen. Wenn Sie bereits eine Pulsuhr haben, können Sie auch einmal einen Blick auf das Handgelenk werfen.
- Versuchen Sie nicht, sich selbst zu übertreffen. Genug ist genug. Alles erfährt man sowieso nicht beim ersten Mal.
- Zum Ausklang dehnen Sie Ihre Muskeln (s.S. 104).

Und, wie war es? Ziehen Sie Bilanz. Gibt es ein Wiedersehen?

Wenn ja ... herzlichen Glückwunsch, dass Sie es mit einer von zwei Sportarten versuchen wollen, die (nahezu) für Jedermann geeignet sind. Sie fangen bei Null an und nach nur acht Wochen werden Sie 30 Minuten ohne Gehpause walken oder fünf Kilometer am Stück laufen können.

Am Beginn einer wunderbaren Freundschaft

Vielleicht haben sie Walking/Jogging als Gelegenheitsbeziehung für sich entdeckt. Dann genießen Sie ab und zu das forsche Vorankommen und seine wohltuende Wirkung auf Körper und Geist. Im Alltag ist die intensive Bewegung ein äußerst wirksamer „Notfalltropfen" bei akuten Stressanfällen. Wenn Sie von Ihrer neuen Bekanntschaft allerdings mehr wollen – eine dauerhafte Verbesserung Ihrer Kondition, eine langfristige Beziehung inklusive gesundheitlicher Altersvorsorge –, dann sollten Sie sich zu einem entschiedenen „Ja, ich will" durchringen und sich auf das 8-Wochen-Programm einlassen: in guten wie in schlechten Zeiten.

In die Vollen gehen

Bevor Sie mit einem der Programme beginnen, haben Sie sich ja bereits günstige Startbedingungen geschaffen: Dazu gehören zunächst einmal Auskundschaftungen Ihrer näheren Umgebung: Ist Ihre anvisierte Strecke gut erreichbar? Suchen Sie beim Walken/Joggen mehr die Abwechslung oder bietet Ihnen eine vertraute Strecke Bewegungsmeditation pur? Wenn Sie wissen, wo Sie laufen/walken wollen, dann schaffen Sie sich ein gutes Fundament fürs Durchhalten: Ganz wichtig ist, dass Sie sich noch einmal vergegenwärtigen, warum Sie Ihre Ausdauer trainieren wollen. Für ein gesünderes Leben, klar. Für eine bessere Fitness, natürlich. Fernziele haben allerdings den Nachteil, dass man sie so schnell aus den Augen verliert, denn: Der innere Schweinehund macht kurzsichtig. Fassen Sie also Ihre Nahziele fest ins Auge! Da Sie wie immer die Wahl haben, entscheiden Sie, was mit Ihrer Fitness geschehen soll. Machen Sie Ihr Kreuz an der richtigen Stelle (s. S. 96).

Platzieren Sie Ihre Belohnungsliste so, dass Sie täglich mindestens einen Blick darauf werfen: Auf dem Schreibtisch, an der Pinn-

WALKING: 8-WOCHEN-PROGRAMM FÜR ABSOLUTE EINSTEIGER

	1. Woche			2. Woche			3. Woche			4. Woche			5. Woche			6. Woche			7. Woche			8. Woche		
Trainingstag	1	2	3	1	2	3	1	2	3	1	2	3	1	2	3	1	2	3	1	2	3	1	2	3
Walken (min)	3	4	4	4	5	5	5	5	5	7	7	8	8	8	9	10	10	10	15	15	15	15	15	30
Gehen (min)	1	1	1	1	1	1	1	1	1	1	1	1,5	1	1	1	1	1	1	3	3	2	2	2	-
Walken (min)	-	-	-	-	-	-	-	-	-	-	-	-	-	-	-	-	-	-	-	15	15	15	-	
Wie oft durchführen	5 x	4 x	4 x	5 x	4 x	4 x	5 x	5 x	4 x	3 x	3 x	3 x	3 x	3 x	3 x	3 x	3 x	3 x	1 x	1 x	1 x	1 x	1 x	1 x
Zeitaufwand pro Trainingstag (min)	20	16	16	25	24	24	25	30	24	24	24	28,5	27	27	30	33	33	33	18	18	32	32	32	30
Zeitaufwand pro Woche (min)		52			73			79			76,5			84			99			68			94	
Trainings-pulsempfehlungen							Trainingsherzfrequenz = [(220 - 0,75 x Lebensalter) - Rhf] x 0,60 + Rhf																	

wand, am Spiegel, neben dem Telefon. So wächst mit der Vorfreude auch die positive Einstellung zur Bewegung. Jetzt kann es losgehen. Ihr Equipment haben Sie (nicht vergessen: Gute Laufschuhe sind das einzig wirkliche „Muss"), eine Pulsuhr ist zumindest empfehlenswert. Und auch ansonsten ist das Trainingsprogramm einfach und effektiv. Zum **Rahmenprogramm** Ihrer sportlichen Beziehungsarbeit gehört, dass Sie

■ … im 8-Wochen-Programm dreimal in der Woche walken/joggen.
■ … in jeder Programmwoche kontinuierlich an Laufzeit – am Stück oder portionsweise – dazugewinnen.
■ … jede Trainingseinheit mit fünf Minuten zügigem Gehen oder Dehnen beginnen (s. S. 88).
■ … jede Trainingseinheit mit fünf- bis zehn Minuten Dehnen beenden (s. S. 104).

WALKING-PROGRAMM FÜR ABSOLUTE EINSTEIGER

Wer deutliches Übergewicht hat, sollte zunächst mit zügigen Spaziergängen beginnen und anschließend, wenn es mit der Puste besser geht, ins Walking übergehen. Falls Interesse am Jogging besteht: Nach 6 bis 8 Wochen könnte dann nach Rücksprache mit dem Hausarzt das Programm für absolute Laufanfänger begonnen werden.

JOGGING: 8-WOCHEN-PROGRAMM FÜR ABSOLUTE LAUFANFÄNGER

	1. Woche			2. Woche			3. Woche			4. Woche			5. Woche			6. Woche			7. Woche			8. Woche		
Trainingstag	1	2	3	1	2	3	1	2	3	1	2	3	1	2	3	1	2	3	1	2	3	1	2	3
Gehen (min)	3	3	3	4	4	4	4	4	4	3	3	3	3	3	3	3	3	3	2	2	2	2	2	2
Laufen (min)	1	1	1	2	2	2	3	3	3	3	3	3	4	4	4	5	5	5	6	6	6	6	6	6
Wie oft durchführen?	5x	5x	5x	4x	4x	4x	4x	4x	4x	5x	5x	5x	5x	5x	5x	5x	5x	5x	5x	5x	5x	6x	6x	6x
Zeitaufwand pro Trainingstag (min)	20	20	20	24	24	24	28	28	28	30	30	30	35	35	35	40	40	40	40	40	40	48	48	48
Zeitaufwand pro Woche (min)		60			72			84			90			105			120			120			144	
Trainingspulsempfehlungen									Trainingsherzfrequenz = [(220 - 0,75 x Lebensalter) - Rhf] x 0,60 + Rhf														

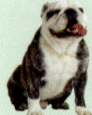

Wenn der Schweinehund mal wieder zupackt:

Sagen Sie sich einfach: „Wer lange läuft, verbrennt viel Fett!"

Tipp: Wer lange läuft, verbrennt viel Fett,

... denn er trainiert im so genannten Fett-Stoffwechsel: Der lange Lauf bei sehr langsamem Lauftempo ist die effektivste Form, die Muskelausdauer zu trainieren.

Gleichzeitig wird die Anzahl der Blutgefäße und der Mitochondrien, die Kraftwerke der Muskelzellen, ebenso wie die Sauerstoffaufnahmefähigkeit erhöht.

Das Wichtigste: Der lange Lauf trainiert die Fettverbrennung. Der Körper wird bei langsamem Tempo geschult, seine Energie auch aus den Fettquellen zu schöpfen und Glykogen zu sparen.

So werden Sie nicht nur fit, sondern gleichzeitig auch schlank.

JOGGING-PROGRAMM FÜR ABSOLUTE LAUFANFÄNGER

Wer noch nie gejoggt hat (und/oder eventuell leicht übergewichtig ist) und lediglich eine Minute durchlaufen kann, schafft nach diesem Programm ohne Probleme durch abwechselndes Gehen und Laufen fünf Kilometer (oder 30 Minuten) am Stück. Und der schöne Nebeneffekt: Neben der gesteigerten Fitness werden auch die ersten Pfunde purzeln!

JOGGING: 8-WOCHEN-PROGRAMM FÜR WANDERER UND WALKER

	1. Woche			2. Woche			3. Woche			4. Woche			5. Woche			6. Woche			7. Woche			8. Woche		
Trainingstag	1	2	3	1	2	3	1	2	3	1	2	3	1	2	3	1	2	3	1	2	3	1	2	3
Laufen (min)	2	3	2	3	2	3	4	6	4	6	8	6	8	10	8	10	12	10	10	8	10	15	8	*
Gehen (min)	1,5	1,5	1,5	1,5	2	1,5	1,5	1,5	1,5	1,5	1,5	1,5	1,5	1,5	1,5	1,5	1,5	1,5	1	1	1	1	1	
Wie oft durchführen?	6 x	4 x	6 x	6 x	4 x	6 x	6 x	4 x	6 x	4 x	3 x	4 x	4 x	2 x	4 x	3 x	3 x	3 x	3 x	4 x	3 x	2 x	4 x	1 x
Zeitaufwand pro Trainingstag (min)	21	18	21	27	16	27	33	30	33	30	28,5	30	38	23	38	34,5	40,5	34,5	33	36	33	32	36	
Zeitaufwand pro Woche (min)	60			70			96			88,5			99			109,5			102			ca. 100		
Trainingspulsempfehlungen	Trainingsherzfrequenz = [(220 - 0,75 x Lebensalter) - Rhf] x 0,6 + Rhf												Trainingsherzfrequenz = [(220 - 0,75 x Lebensalter) - Rhf] x 0,65 + Rhf											

*5 km laufen ohne Gehpausen

Tipp: Alles läuft bestens …

… und schon können Sie gar nicht mehr genug bekommen vom Laufen. Halten Sie dennoch konsequent die Trainingspause von einem Tag ein. Wenn Ihr Körper durch die ungewohnte Anforderung nicht während des Laufens Überanstrengung signalisiert, so wird er das später tun. Denn: Was zu viel ist, ist zu viel! Gelenkschmerzen und andere Beschwerden können die Folge des so genannten Übertrainings sein – und das vergällt den Spaß am neu gewonnenen Bewegungsprogramm.

JOGGING-PROGRAMM FÜR WANDERER UND WALKER

Sie können schon ohne Probleme wandern oder zügig walken, nur beim Laufen kommen Sie schnell aus der Puste? Mit dem folgenden Programm schaffen Sie es, nach acht Wochen die 5-Kilometer-Distanz (oder 30 Minuten) am Stück ohne Probleme durchzulaufen. Dazu benötigen Sie lediglich **dreimal pro Woche 25 bis 35 Minuten** Zeit (siehe Programm S. 100).

Tipp: Was tun im Krankheitsfall?

Jetzt hatte alles so gut begonnen … und nun setzt Sie eine Krankheit für eine Weile schachmatt. Der ganze gelungene Einstieg soll umsonst gewesen sein? Keine Sorge: Ihr einmal gewonnenes Fitness-Level lässt sich so schnell nicht auf Null zurückfahren. Hier sind die älteren

JOGGING: 8-WOCHEN-PROGRAMM FÜR SPORTLICHE EINSTEIGER

	1. Woche			2. Woche			3. Woche			4. Woche			5. Woche			6. Woche			7. Woche			8. Woche		
Trainingstag	1	2	3	1	2	3	1	2	3	1	2	3	1	2	3	1	2	3	1	2	3	1	2	3
Laufen (min)	5	5	5	7	7	7	8	8	8	9	9	9	9	9	9	12	12	12	15	15	15	10	15	*
Gehen (min)	3	3	3	3	3	3	2	2	2	2	2	2	1	1	1	2	2	2	2	2	2	1,5	–	
Laufen (min)	–	–	–	–	–	–	–	–	–	–	–	–	–	–	–	–	–	–	15	15	15	–	–	
Wie oft durchführen?	4 x	4 x	4 x	3 x	3 x	3 x	3 x	3 x	3 x	3 x	3 x	3 x	3 x	3 x	3 x	2 x	2 x	2 x	1 x	1 x	1 x	2 x	1 x	1 x
Zeitaufwand pro Trainingstag (min)	32	32	32	30	30	30	30	30	30	33	33	33	30	30	30	28	28	28	32	32	32	23	15	
Zeitaufwand pro Woche (min)	96			90			90			99			90			80			96			ca. 70		
Trainings-pulsempfehlungen	Trainingsherzfrequenz = $[(220 - 0{,}75 \times \text{Lebensalter}) - \text{Rhf}] \times 0{,}6 + \text{Rhf}$												Trainingsherzfrequenz = $[(220 - 0{,}75 \times \text{Lebensalter}) - \text{Rhf}] \times 0{,}65 + \text{Rhf}$											

*5 km laufen ohne Gehpausen

Laufanfänger sogar im Vorteil: Ihr Leistungspegel verhält sich im Vergleich zu Jüngeren sogar stabiler. Während sich der/die 30-Jährige im Krankheitsfall besser mit leichtem Training (Ergometer) fit hält, kann man sich mit 50 ruhig einmal zwei Wochen lang auskurieren – ohne wesentlichen Verlust des Leistungsstands.

JOGGING-PROGRAMM FÜR SPORTLICHE EINSTEIGER

Sie sind sportlich, normalgewichtig, sind aber noch nie gelaufen? Wenn Sie nach dem 8-Wochen-Programm von S. 101 trainieren, können Sie – ohne aus der Puste zu kommen – fünf Kilometer (oder 30 Minuten) am Stück durchlaufen.

Tipp: Schlafstörungen trotz Lauftraining?
Ihre hartnäckigen Ein- und Durchschlafprobleme widersetzen sich standhaft der entspannenden Wirkung des Laufens? Zunächst einmal ist nach den möglichen Ursachen in der Ernährung zu suchen:

■ Wie oft und bis wann trinken Sie koffeinhaltige Getränke? Koffein entfaltet seine anregende Wirkung noch bis zu fünf Stunden nach Genuss des entsprechenden Getränks. Verzichten Sie am Nachmittag auf Kaffee, Tee und Cola, ebenso auf Alkohol am Abend.

■ Wenn sich das Problem nicht lösen sollte, steht die Frage an, um wie viel Uhr Sie laufen. Wenn der Körper später am Abend noch einmal richtig auf Touren gebracht wird, kommt er zur Schlafenszeit dann oftmals nicht mehr richtig zur Ruhe.
Legen Sie Ihre Trainingszeiten auf einen möglichst frühen Abschnitt des Tages.

■ Wie schlafen Sie? Bei manchen Menschen produziert der Körper das „Einschlafhormon" Melatonin in ausreichenden Mengen erst bei genügender Abdunklung. Da kann auch schon

Wenn Sie sich mit Ihrem Laufpartner problemlos unterhalten können, haben Sie das richtige Tempo gefunden.

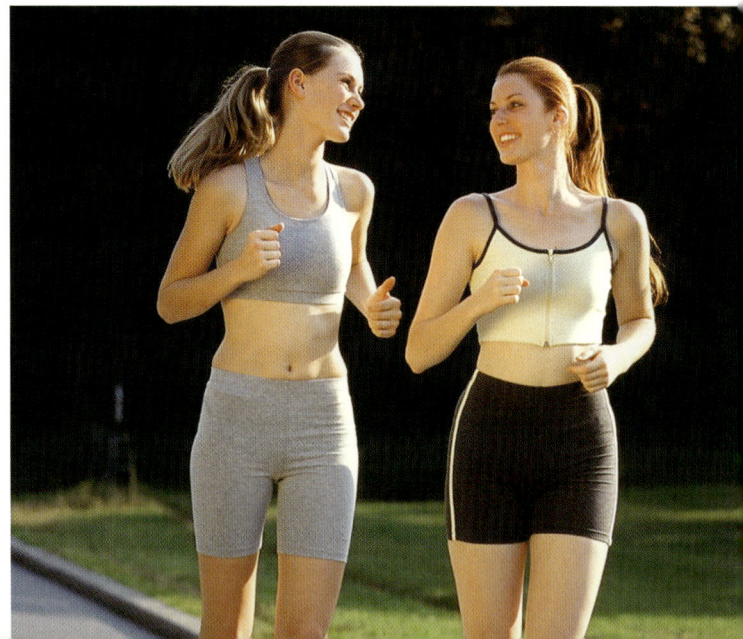

der Schein einer Straßenlaterne stören.

Achten Sie auf einen abgedunkelten und ruhigen Schlafplatz. Krimis gehören in den Ohrensessel!

Trainingspulsempfehlungen

„Wie schnell soll ich walken/joggen?", ist beim effektiven Training die entscheidende Frage. Die Formel zur Berechnung der Trainingsherzfrequenz nach Lagerström haben wir Ihnen ja bereits ans Herz gelegt (s. S. 73). Dafür ist die Pulsuhr natürlich Pflicht. Wenn Sie auf eine gezielte Messung Ihrer Herzfrequenz verzichten wollen, können Sie es sich aber auch einfacher machen. Überreden Sie doch

einfach eine gute Freundin oder einen guten Freund mitzuwalken – denn ein lockeres Gespräch während Ihrer aktiven Tage ist eine ebenso leistungsfähige wie preisgünstige Kontrolle der Herzfrequenz.

Ausdauersport in guter Gesellschaft ...

ist sehr empfehlenswert. Allein schon wegen der guten Unterhaltung. Denn wenn Sie problemlos drei Sätze mit Ihrem Gegenüber wechseln können (und umgekehrt), dann haben gleich zwei Leute das richtige Tempo gefunden. Im Vergleich dazu ist eine Pulsuhr zwar weniger kommunikativ, aber dafür ohne weitere Verpflichtungen wirklich drei Tage die Woche ein-

satzbereit und für Freunde der exakten Zahl ein sehr beliebtes Hilfsmittel. Denn der Unterschied zwischen „gefühlt" und „gemessen" existiert nun einmal doch. Doch wer oder was Ihre Aktivitäten begleiten darf, das entscheiden einzig und allein Sie.

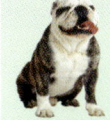 **Wenn der Schweinehund mal wieder zupackt:**
... lautet die Devise: „Immer schön flexibel bleiben!"

PROGRAMMÄNDERUNGEN ERLAUBT!

Schätzen Sie eigentlich Programme? Oder stürzen Sie gerade in eine mittelschwere Krise ... weil Sie eigentlich

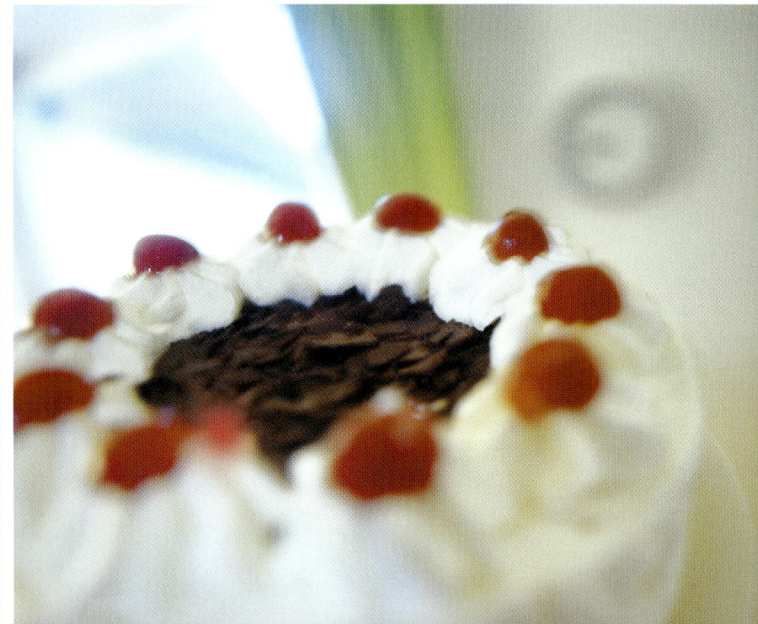

Auch wenn Sie mal wieder der Versuchung einer Sahnetorte nicht widerstehen konnten: Machen Sie sich bitte nicht zu viele Vorwürfe! Kleine Ausrutscher sind schließlich menschlich ...

nur etwas für Ihre Gesundheit tun wollten, und zwar ganz entspannt ... und jetzt schon wieder ein Programm, das sich nahtlos in unseren bereits bestens durchstrukturierten Alltag einreiht. Über Wochen gefüllte Terminkalender, die ewig gleiche Rhythmik der alltäglichen Verpflichtungen, Produktionsplanungen, Erfolgskontrollen ... Wenn weit und breit kein Platz zu finden ist, um einmal die Seele baumeln lassen zu können, dann sträuben sich

dem Individualisten mit Recht die Nackenhaare, wenn es um noch mehr „Programme" gehen soll. Und wer bis über die Ohren mit Arbeit eingedeckt ist, wird das Vorhaben, ein Trainingsprogramm durchzuziehen, nicht an die erste Stelle seines Wollens und Handelns stellen. Das ist nur realistisch. Aber deswegen allzu schnell die Brocken hinzuschmeißen oder erst gar nicht anzufangen mit dem Walken?

Das ist dann wirklich Einstellungssache: Bewegung soll sich Ihren Bedürfnissen anpassen und nicht umgekehrt. Niemand ist gezwungen, dem Leistungsprinzip auch noch in der Freizeit zu folgen. Das wäre ebenso fatal wie falsch: Bei Überlast wird dann die Bewegung das erste der Pflichtprogramme sein, das sich verabschieden muss. – Andersherum geht es besser: Erst wenn Bewegung zum Bedürfnis wird, ist auch Spaß im Spiel. Und dann wird Sport zu dem, was es eigentlich sein soll, nämlich das Gegengewicht zum hektischen Alltag.

Die kleine Sünde am Nachmittag ...

bestand in einem Stück Sahnetorte und einer Zwangspause für Ihre Trainingsschuhe? Na und?!

Deswegen müssen Sie sich nicht von Vorwürfen zerfressen lassen, das blockiert Sie nur. Der Alltag muss auch manchmal ein wenig versüßt werden ... Morgen geht es dann weiter: Immer schön flexibel bleiben, lautet die Devise.

Es gibt nichts Schlimmeres als verkniffene Walker oder Läufer, die immer im Kampf mit sich selbst und der Welt sind. Also, über Bord mit dem Pflichtprogramm! Wenn Sie Sport machen, ist das jederzeit eine Kür ... wenn Sie sich selbst erlauben, flexibel mit Programmen umzugehen. Denn was wir vorschlagen, sind nicht die in Stein gemeißelten zehn Gebote der Sportmedizin. Vielmehr bieten wir schlicht und ergreifend eine Richtschnur an. Wenn widrige Umstände Sie eine Woche am Schreibtisch festnageln, fangen Sie danach einfach wieder dort an, wo Sie aufgehört haben.

COOL-DOWN: STRETCHING FÜR GESPANNTE MUSKELN

Das Trainingsprogramm ist absolviert. Jetzt aber ab unter die Dusche und rein in die Wohlfühl-Klamotten ... Moment! Nicht so schnell, denn einen wichtigen Punkt haben wir beinahe übersprungen. Bevor Sie von „Aktivität" auf

„Regeneration" umschalten, lassen Sie Ihrem Körper dafür die Zeit: mit den Dehnübungen, die Ihnen ja schon vom Warm-up her bekannt sind.

KRAFT – DIE MUSKELN SPIELEN LASSEN

Sie haben trotzdem weitergelesen, obwohl es um das Thema „Kraft" geht? Haben Sie tatsächlich die Erinnerungen an den letzten Besuch im Fitness-Studio verdrängen können? Durchtrainierte Bodys, manchmal eher beängstigende Muskelberge, Geräte, bei denen man sich vor der Einweisung nicht ganz sicher ist, ob es sich vielleicht nicht doch um eine moderne Version der Streckbank handelt ... Aber von der Respekt einflößenden Wirkung moderner Fitness-Tempel einmal abgesehen: Der Aufwand ist groß, und ganz umsonst kommt man auch nicht rein ... Zum Glück geht es auch einfacher. Um dem Kraftverlust ab 30 vorzubeugen (drei bis fünf Prozent Muskelverlust pro Jahr haben wir ohne Training zu verbuchen), sollte man schon regelmäßig die Muskeln spielen lassen. Unser Programm trainiert die Partien des Körpers, die beim Laufen und Walken ein wenig zu kurz kommen: Bauch und Rücken, Arme und Schultern.

Wozu das Ganze? Damit Sie auch in Zukunft noch kraftvoll zupacken können ...

KRÄFTIGUNG FÜR BAUCH UND RÜCKEN

Ein schöner Rücken kann entzücken. Ein gesunder, kräftiger Rücken bringt auf Dauer allerdings einiges mehr – gute Haltung, geschmeidige Bewegungen und vor allem viel Stütze für unsere im Alltag arg strapazierte Wirbelsäule. Das folgende Minimalprogramm hilft gezielt, vor allem dabei, die die Wirbelsäule stabilisierende Muskulatur zu kräftigen.

Für unsere Kräftigungsprogramme brauchen Sie allgemein nicht viel Zubehör: Tisch, Türrahmen und Teppich(-boden). Gehen wir einmal davon aus, dass Sie dies alles bei sich zu Hause haben.

Bevor Sie allerdings auf Tuchfühlung mit Ihrem Bodenbelag gehen, hier noch ein paar allgemeine Übungshinweise, die Ihren Bemühungen den Erfolg garantieren:

■ Vermeiden Sie, bei den Übungen ins Hohlkreuz zu kommen. Das geht am besten, wenn Sie Bauch und Po immer etwas anspannen.

■ Führen Sie die Übungen wenigstens einmal in der Woche durch.

■ Wiederholen Sie jede Übung wenigstens dreimal.

■ Halten Sie nie die Luft an! Immer schön durchatmen. Das geht auch, wenn sich ein paar Muskeln gerade anstrengen.

Etwas mehr Haltung, bitte!
Wie oft erwischen Sie sich im Wartezimmer, bei einer langweiligen Arbeitsbesprechung oder auf flauschiger Kinobepolsterung dabei, dass Ihr Allerwertester zielgerichtet in Richtung Stuhl- oder Sesselkante rutscht? Der Bauch steht vor, sie werden zum Sitz-Zwerg ... und Ihr Rücken

Der Katzenbuckel dehnt und lockert die Muskulatur, die soeben beansprucht wurde.

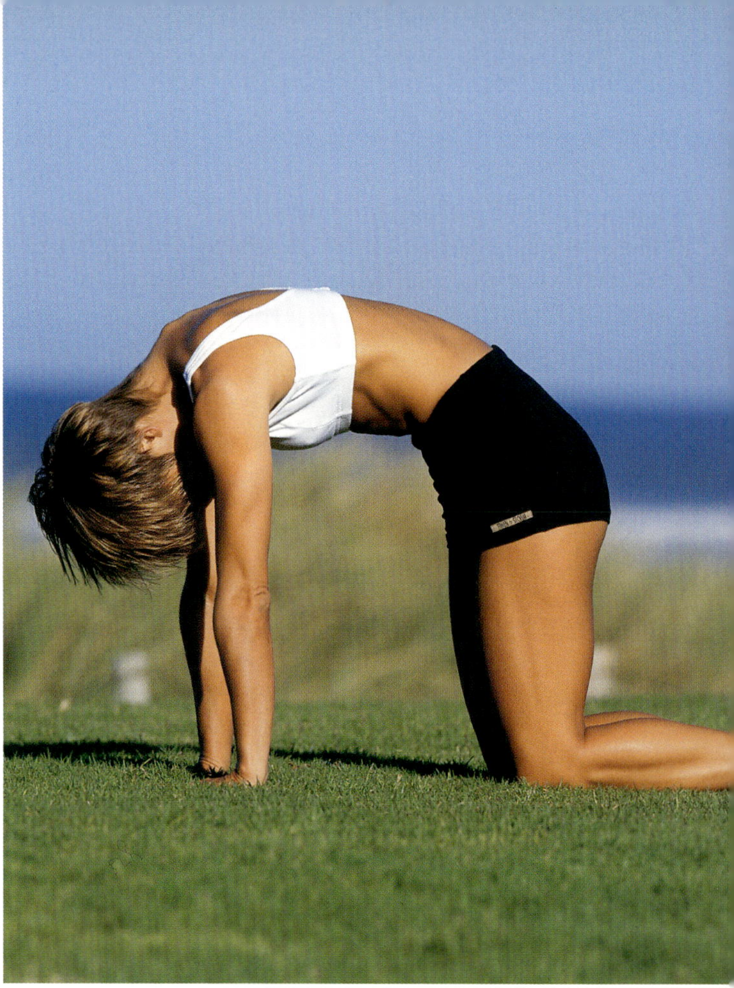

muss es ausbaden. Das beste Haltungstraining ist tatsächlich eine gerade Haltung der Wirbelsäule. Richten Sie sich so oft wie möglich auf, ganz wörtlich gemeint – eine gute Gedankenstütze sind all die „Hänger", denen Sie im Laufe Ihres Tages so begegnen.

Flieger, grüß mir die Sonne ...

Eine Übung für Tieflieger mit Interesse an einem festen Po, einem straffen Bauch und einer wohl trainierten Rücken-muskulatur. Drei Variationen stehen zur Auswahl:

So geht's

Legen Sie sich mit dem Bauch auf den Boden. Bauch und Po anspannen. Zehenspitzen aufsetzen. Die Handflächen zeigen zum Boden. Schulterblätter zusammenziehen, die Arme dabei leicht anheben und nach unten schieben. Nun die Nase etwa zwei Zentimeter vom Boden abheben. Machen Sie ein

Doppelkinn. Halten Sie die Position 10 bis 15 Sekunden. ... Und nun strecken Sie erst einmal alle Viere von sich und verschnaufen ein wenig. Denn gleich geht es in derselben Körperhaltung weiter mit der **U-Haltung:**

So geht's

Wie Flieger. Nehmen Sie aber die Arme in U-Haltung nach vorn. Wiederum 10 bis 15 Sekunden halten. Und immer schön atmen!

Darf's ein bisschen mehr sein? Dann haben wir noch Version 3 zu bieten: die **dynamische U-Haltung:**

So geht's
Wie U-Haltung, aber jetzt die Arme langsam strecken und beugen: Die Schulterblätter bleiben zusammen. 10 bis 15 Sekunden halten.

Bankstellung

Jetzt haben Sie lange genug das Teppichmuster inspiziert. Begeben Sie sich in den Kniestand und tun Sie etwas für Bauch, Po und Koordination.

So geht's
Bauch und Po anspannen, rechtes Bein und linken Arm ausstrecken und leicht nach oben ziehen. Die Beckenknochen bilden eine parallele Linie mit dem Boden. 10 bis 15 Sekunden halten. Seiten wechseln.

Seitstütz

Gut fürs Becken, die Rumpfstabilisation und die Koordination.

So geht's
Ein Ellenbogen stützt unterhalb der Schulter ab. Schultern, Hüfte und Oberschenkel bilden eine Linie. Arm- und Beinhaltung bestimmen die Intensität. 10 bis 15 Sekunden halten.

Brücken bauen … Bridging

Sie sind an einem Wendepunkt in Ihrem Minimalprogramm angelangt, denn jetzt ist die Rückenlage angesagt. Also, was gibt es an der Decke Neues?

So geht's
Füße auf den Boden setzen, Po anheben: Knie-, Hüft- und Schultergelenke bilden eine Linie. Po anspannen. 10 bis 15 Sekunden halten. *Darf's ein bisschen mehr sein?* Arme und/oder ein Bein anheben.

Machen Sie den Käfer

Hilflos in der Rückenlage sind Sie – im Gegensatz zu dem mehr oder minder kugeligen Krabbeltier – allerdings nicht. Eine gute Übung für den schönen Bauch.

So geht's
Lendenwirbelsäule fest auf den Boden drücken. Schultern leicht anheben und abwechselnd ein Bein strecken, während das andere herangezogen wird. 10 bis 15 Sekunden halten. *Darf's ein bisschen mehr sein?* Arme parallel zur Beinbewegung strecken und anwinkeln.

Gerader Crunch

Der Crunch hat nichts mit einer knusprigen Süßigkeit zu tun, sondern ist eine Übung für eine knackige Bauchmuskulatur.

So geht's
Sie liegen auf dem Rücken. Oberkörper anheben, bis sich die Schultern vom Boden lösen (Lendenwirbelsäule bleibt am Boden). Beine anwinkeln. Auf eine gerade Halswirbelsäule achten. Hände in Richtung Beine drücken: Die Arm-

haltung bestimmt dabei die Intensität der Übung. Die Übung durchführen, bis ein deutliches Kräftigungsgefühl im Bauch zu spüren ist.

Katzenbuckel

Kommen wir am Ende unseres Minimalprogramms zu den entspannteren tierischen Vorbildern. Der runde Katzenbuckel dehnt und lockert die Muskulatur, die gerade arbeiten musste.

So geht's

Gehen Sie in den Kniestand. Machen Sie einen runden Rücken und legen Sie die Stirn auf die Knie. Die Hände liegen auf den Außenflächen. Ruhig ein- und ausatmen. Genießen Sie die Entspannung und bleiben Sie in der Haltung, solange Sie mögen. Beim Aufstehen Wirbel für Wirbel langsam aufrichten.

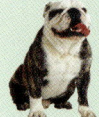
Wenn der Schweinehund mal wieder zupackt: Suchen Sie sich doch Gesinnungsgenossen!

Mitstreiter gesucht!

Haben Sie Schwierigkeiten, alleine Kraftmeierei zu betreiben? Dann suchen Sie sich doch Gesinnungsgenossen. Sei es der Partner, Freund oder Freundin oder Ihr Kind, das sich ganz besonders darüber freut, dass Mami oder Papi auf dem besten Weg ist, dem eigenen Bewegungs-

drang entgegenzukommen. Wie gesagt, ein fester Termin in der Woche genügt schon. Hauptsache, Ihr Wohnzimmer wird regelmäßig zum Fitness-Center.

KRÄFTIGUNG FÜR SCHULTERN UND ARME

Sportstunde. Können Sie sich noch an den Gesichtsausdruck Ihres Sportlehrers erinnern, wenn er flächendeckend den Liegestütz anordnete? Können Sie sich auch noch an Ihren eigenen erinnern? Machen Sie sich nichts draus: Fast jeder trägt aus vergangenen Zeiten ein paar schreckliche Erinnerungen mit sich herum. Doch wenn Sie sich noch einmal an den Liegestütz wagen, dann ha-

Bei der Liegestütz gibt es zahlreiche Variationen, um Armen und Schultern angemessen beim Muskelaufbau zu helfen.

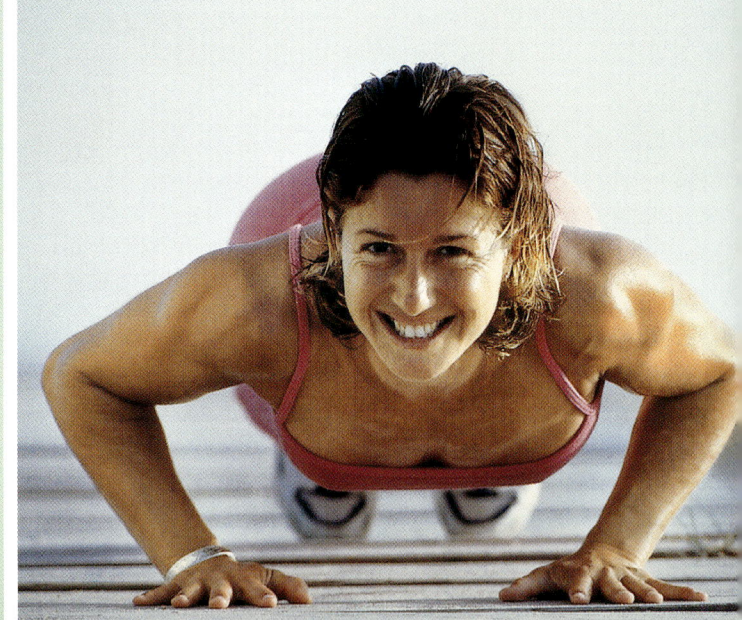

ben Sie im Vergleich zu Ihrer Schulzeit mehrere Vorteile:

- Sie wissen jetzt, dass der Liegestütz eine der Hauptübungen für Schultern und Arme ist.
- Sie sind nicht mehr von den gequälten Gesichtern schweißtriefender Leidensgenossen und von dem Duft ebensolcher Socken umgeben und, last but not least:
- Sie gestalten diese Übung ganz nach Ihrem Können und Wollen!

WAS IST DENN SCHON DER VORTEIL VON MUSKEL-TRAINING?

Ganz einfach. Muskeln verbrauchen Kalorien. Während ein Kilogramm Muskelmasse 50 davon verbrennt, bringt es ein Kilogramm Körperfett grade mal auf 4 Kalorien. Ein muskulöser Körper setzt also nicht so schnell Fett an. Und: Bei Diäten, die von Muskeltraining unterstützt werden, vergreift sich der Körper nicht an der eigenen Muskelmasse. Wie man sieht, ist Krafttraining ein sehr attraktiver „ständiger Begleiter" Ihres Ausdauertrainings. Wer Spaß daran findet, macht mehr.

Der gute alte Liegestütz – ein Thema mit Variationen

Hier ist er nun, ebenso altbe-

kannt wie aktuell – der Liegestütz. Viele Variationen sind hier möglich, um Armen und Schultern angemessen und effektiv beim Muskelaufbau zu helfen.

(Knie)-Liegestütz

Eine einfache Variante für den Einsteiger.

So geht's

Gehen Sie in die Bauchlage. Verschränken Sie die Füße, winkeln Sie die Beine an. Die Knie sind Ihre Auflagefläche. Die Hände liegen parallel zu den Schultern auf Brusthöhe. Drücken Sie sich ab. Mindestens zweimal versuchen und langsam steigern. *Darf's ein bisschen mehr sein?* Wie beim Knie-Liegestütz, Auflagefläche sind nun die Zehenspitzen. Mindestens zweimal versuchen und langsam steigern.

Liegestütz in Rückenlage

Auch der Schulter-Rücken-Bereich soll nicht zu kurz kommen. Die Übung ist bestens geeignet, wenn Sie mal wieder zu lange in gebückter Haltung am Küchentisch verbracht haben.

So geht's

Stellen Sie sich mit dem Rücken zum Küchentisch, stützen Sie sich an der Tisch-

kante ab. Die Fersen sind Ihre Auflagefläche, der Körper bildet eine Diagonale. Abdrücken, bis die Arme gestreckt sind. Mindestens zweimal versuchen und langsam steigern. *Darf's ein bisschen mehr sein?* Und jetzt die ganze Übung noch einmal am Boden. Mindestens zweimal versuchen und langsam steigern.

Der Türsteher

Einfach und effektiv ist diese Top-Übung für die Außenrotatoren im Schultergelenk.

Diesmal brauchen Sie einen Türrahmen.

So geht's
Stellen Sie sich seitlich in schulterbreitem Abstand zur Tür. Oberarm ist waagerecht, der Unterarm wird um 90° angewinkelt.
Nun mit der Armaußenseite mit maximaler Kraft gegen den Türrahmen drücken. Dabei regelmäßig ein- und ausatmen! 10 bis 15 Sekunden halten, dann entspannen und Arm ausschütteln. Mindestens zweimal wiederholen. *Darf's ein bisschen mehr sein?* Die Übung können Sie nur zeitlich optimieren: fünfmal üben.

WOZU DAS FERNSEHEN SONST NOCH GUT IST …
Wie schön, dass es Rituale gibt. Die 8-Uhr-Nachrichten gehören in den bundesdeutschen Wohnzimmern sicherlich dazu.
Nutzen Sie Ihre gut gepflegten Fernsehgewohnheiten und verbinden Sie sie mit Ihrem neuen Fitnessprogramm. Wenn Sie zu Beginn der Tagesschau mit den beiden Kräftigungsprogrammen anfangen, sind Sie bei der Wettervorhersage damit fertig: Das heißt, dass Sie das ganze Vergnügen nur 15 Minuten kostet!
Ein weiterer Vorteil: Mit der Zeit wird Ihnen die neue Kombination der „bewegten Bilder" in Fleisch und Blut über-

gehen. Und dann soll noch mal einer behaupten, Fernsehen mache faul und träge!

Versuchen Sie, im so genannten Fett-Stoffwechsel zu trainieren - so schmelzen überflüssige Pfunde wie von selbst.

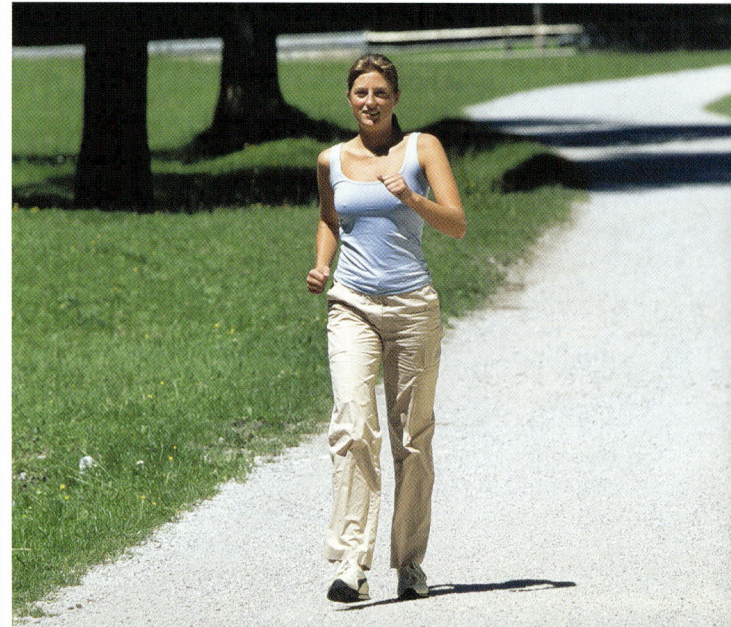

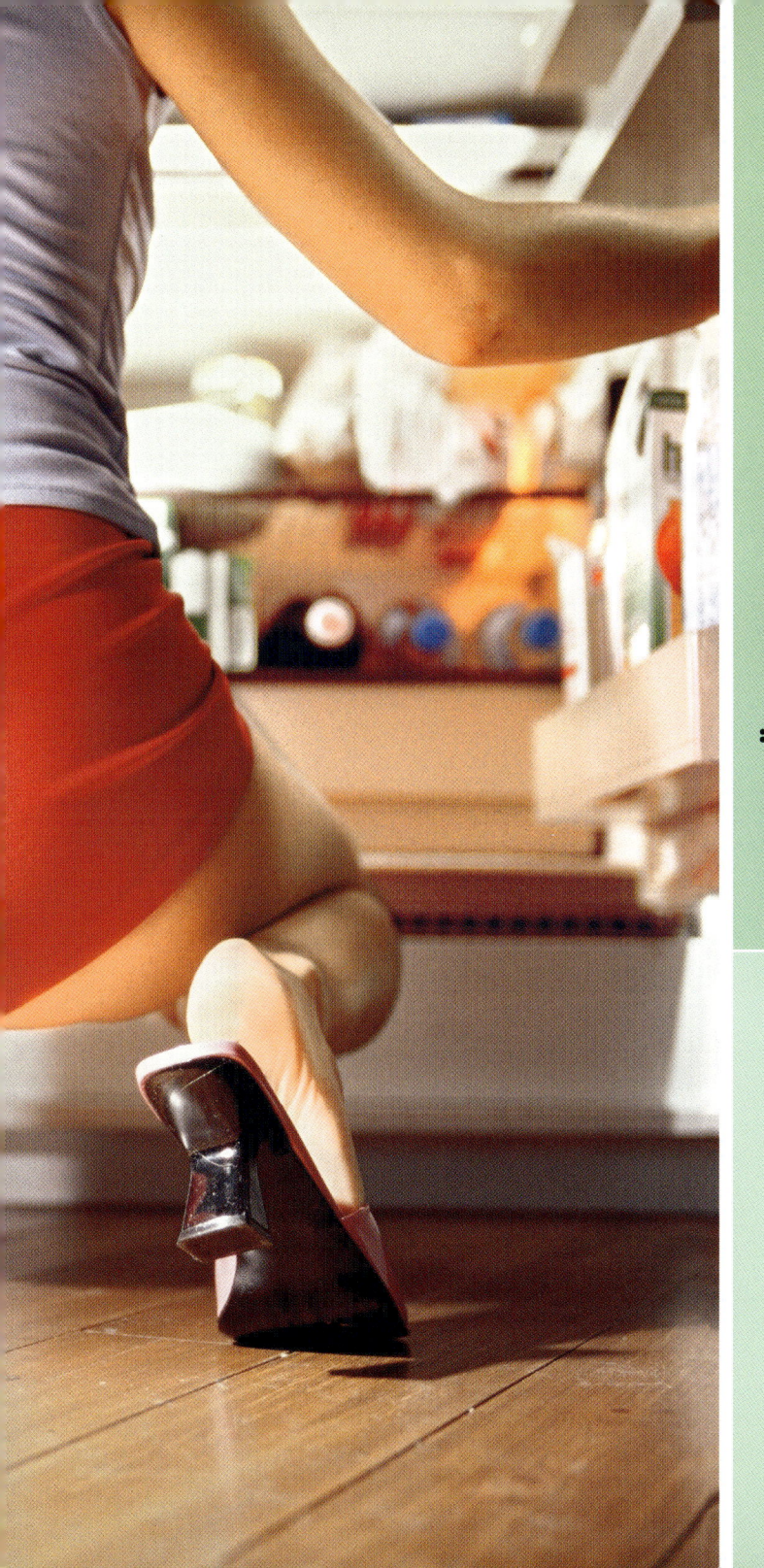

TATORT KÜHLSCHRANK:
DER NÄHRSTOFF-CHECK

Was in Ihrem Kühlschrank drin ist, entscheiden Sie selbst.

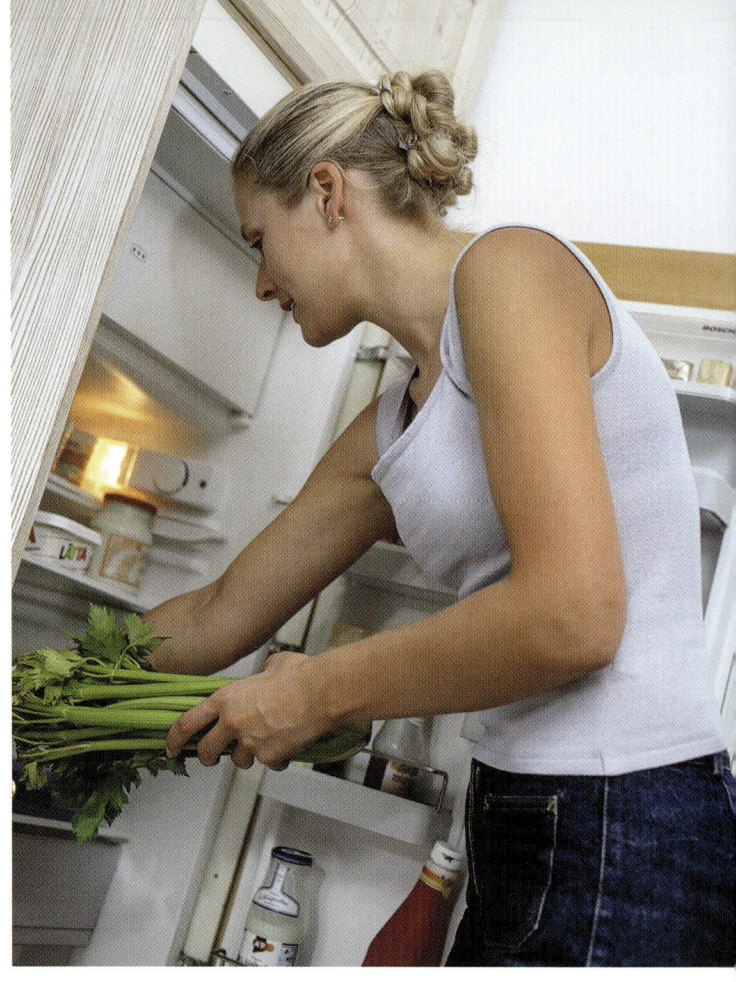

Gehören Sie auch zu denjenigen, die Ihren Bewegungsdrang erst dann so richtig ausleben, wenn es um das Öffnen der Kühlschranktür geht? Das ist erst einmal ja nichts Schlimmes, solange sich am kühlsten Ort des Hauses wahre Hits für Ihre Gesundheit verbergen: vitaminreiches Obst und Gemüse, Frischkäse und fettarme Milchprodukte. Aber mal ehrlich, sind Sie wirklich mitten in der Nacht aufgestanden, um am Magermilchjoghurt zu naschen? Es tun sich doch nicht etwa Abgründe in Ihren Lebensmitteldepots auf?

WAS BRAUCHT MAN SO AN KALORIEN?

Wie viele Kalorien man tatsächlich benötigt, um den so genannten Grundumsatz zu decken, ist von vielen Faktoren abhängig: von Geschlecht, Alter, Körpergewicht und natürlich … vom Ausmaß an Bewegung. Wer seinen Kalorienverbrauch pro Tag wenigstens annäherungsweise abschätzen möchte, multipliziert sein Gewicht mit 33, wenn er sportlich einigermaßen aktiv ist. Der Faule multipliziert mit 29.

Fitness ist nicht nur trainierbar, sondern auch essbar. Andersherum: Wer sich schlecht ernährt und Bewegungsmangel als persönlichen Reichtum ansieht, der schießt direkt zwei Eigentore in punkto Gesundheitsvorsorge. Wenn Sie sich für „Fitness trotz Faulheit" entschieden haben, können Sie auch ohne schweißtreibende Aktivitäten viel für Ihre Gesundheit tun ... allein schon mit ein paar Veränderungen auf dem Speiseplan. Also, räumen Sie ein wenig auf im Kühlschrank und mit Ihren Essgewohnheiten! Dazu werfen wir einmal einen Blick über den Tellerrand auf die Kalorien-Hitliste unserer Nährstoffe:

KALORIEN VERBRENNEN = FITNESS FÖRDERN?

Dieser Zusammenhang existiert! Wer Sport für seine Gesundheit betreiben möchte, dem empfiehlt die WHO (Weltgesundheitsorganisation) pro Woche 2000 Kalorien zusätzlich zum Grundumsatz zu verbrennen. Das ist ungefähr so viel, wie Sie beim Lau-

fen in 2 $\frac{1}{2}$ bis 3 Stunden bei einer Geschwindigkeit von 6 Kilometern pro Stunde verbrauchen. Essen Sie vor dem Laufen jedoch ein Stück Sahnetorte, laufen Sie über eine halbe Stunde länger, um dasselbe Gesundheitsziel zu erreichen ...

KALORIEN ZÄHLEN IST UNNÖTIG

Apropos Summieren. Kalorien zählen ist anstrengend und aufwändig, sagt der Faule. Kalorien zählen ist unnötig, sagen wir. Wer mit gespitztem Bleistift jede Butterstulle und jedes Salatblatt mit einem normierten Kalorienbedarf gegenrechnet, verliert garantiert schnell die Lust am gesunden Leben.

Und das, ohne überhaupt ein einziges Mal über Mineralstoffe und Vitamine nachgedacht zu haben. Da Essen ja bekanntlich viel mit Genuss und Lust zu tun hat, sollte man es sich nicht vermiesen. Unter anderem aus diesem Grund gibt es immer mehr Menschen, für die der „Mythos Diät" ausgedient hat. Diäten sind Ausnahmesituationen im Leben. Wer nach ein paar Wochen sein Diätziel erreicht hat, ist stolz, zufrieden, selbstbewusst ... und fällt über kurz oder lang wieder in seine alten Essgewohnheiten zurück. Da der Körper in der Diät gelernt hat, dass er möglicherweise auch in Zukunft von Hungerzeiten nicht verschont bleiben wird,

HITLISTE: KALORIENGEHALT DER NÄHRSTOFFE

	Nährstoff	Kaloriengehalt	Lebensmittel
Platz 1	Fett!	9 Kalorien pro Gramm	Bratwurst, das fettige Vergnügen 298 Kalorien pro 100 Gramm
Platz 2	Alkohol	7 Kalorien pro Gramm	Noch 'n Likörchen? 166 Kalorien pro 100 Gramm
Platz 3 und 4	Kohlenhydrate und Eiweiß	4 Kalorien pro Gramm	Spaghetti (ohne Sauce) 116 Kalorien pro 100 Gramm

sorgt er vor. Er speichert mehr Kalorien als vor der Diät in seinen Fettdepots. So kann es passieren, dass Sie auch mit weniger Gewicht mehr Körperfett haben. Der Jojo-Effekt ist in vollem Gange.

Da ist es doch beruhigend, dass es auch anders geht – ein paar allseits bekannte **Ernährungs-Grundregeln**, die Sie beherzigen, schlagen ebenso zu Buche wie die kleinen Sünden des Alltags, an denen Sie sparen.

■ Leben Sie möglichst vollwertig. Vollkornbrot und Nudeln, ungeschälter Reis, Obst und Gemüse gehören auf den Speiseplan, da sie wichtige Vitamine, Mineralstoffe und komplexe Kohlenhydrate enthalten.

■ Ernähren Sie sich mit den richtigen Fetten. Sparen Sie an gesättigten, tierischen Fetten und Fettsäuren; die Pflanzenwelt hat diesbezüglich Gesünderes zu bieten.

■ Essen Sie Gemüse und Obst möglichst frisch, verzehren Sie Ihre Speisen ebenfalls frisch. So bleiben Ihnen lebenswichtige Vitamine und Phytohormone erhalten.

■ Trinken Sie! Wasser ist ein Grundnahrungsmittel. Wer wie wir zu 65 Prozent aus diesem Lebenselixier besteht, sollte seinen persönlichen „Wasserpegel" nicht aus den Augen verlieren.

■ Bei der Ernährung gilt die Grundregel „Genuss": Gönnen Sie sich dann und wann ein kleines, ungesundes geschmackliches Highlight – immer mal wieder, aber nicht immer öfter!

ERNÄHRUNGSTIPPS FÜR LÄUFER UND WALKER

0/8/15 Ernährung – Pommes, Pizza, Cola – ist für Sie seit Laufbeginn wohl kein Thema mehr. Ihre Parole lautet nun: „60/25/15": 60 Prozent des Kalorienbedarfs decken Sie durch Kohlenhydrate, 25 Prozent durch Fett und 15 Prozent durch Eiweiß. Wenn Sie regelmäßig laufen, werden Sie merken: Der Appetit auf „fett-

Stellen Sie Ihre Ernährung auf Vollwertkost um.

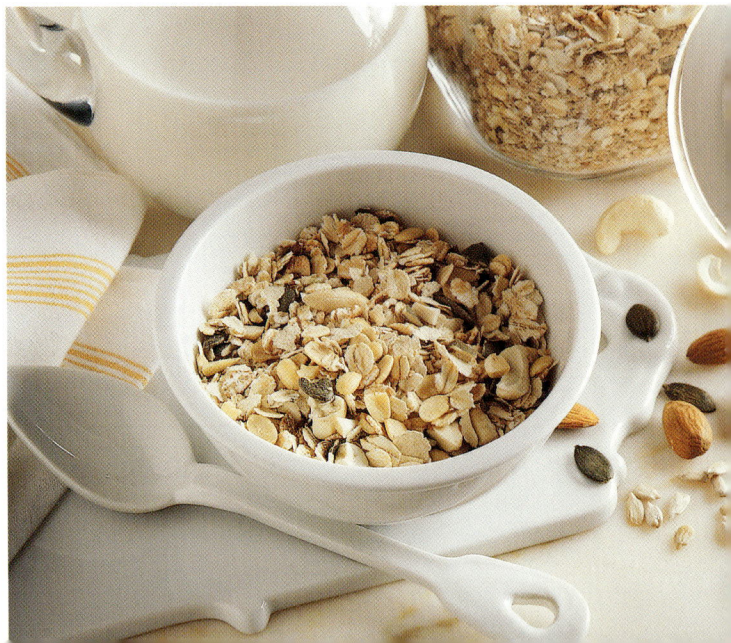

arm" und „eiweißreich" stellt sich von ganz alleine ein. Das reicht schon. Wer die „gesunden Vier" – Proteine, Fett, Kohlenhydrate, Flüssigkeit – im Speiseplan angemessen berücksichtigt, der kann auch mal gelegentlich über die Stränge schlagen – ein bisschen Orgie im Leben muss eben sein!

AN ERSTER STELLE – PROTEINE

Proteine – Wer den Eiweißen Ihren Namen gegeben hat, stellte damit seine vertiefte Kenntnis über die Natur des Lebens unter Beweis. Denn die Übersetzung aus dem Griechischen lautet selbstbewusst, aber durchaus zutreffend „Ich stehe an erster Stelle": auf dem Ernährungsfahrplan ebenso wie auf der Nährstoff-Bedarfsliste des Körpers.

DER BAUSTOFF DES LEBENS

Proteine sind Baustoffe des Lebens. Aus ihnen bestehen die Haare, die Nägel und die äußere Schicht der Haut. Auch die Muskelfasern bestehen aus Proteinen. Und der Sauerstoff-Transport im Blut wäre ohne das Eiweiß Hämoglobin auch nicht möglich. Das Knochenmark wäre ohne Proteine nicht das, was es ist.

Neben ihrem Einsatz als Baustoff übernehmen gänzlich andere Proteine als Enzyme wichtige Sonderaufgaben in der Regulation des Stoffwechsels, Neurotransmitter wiederum die Informationsverarbeitung aller Sinneseindrücke, die auf uns einströmen. Und schließlich: Das Entstehen von neuem Leben ist ohne Eiweiß ebenfalls nicht denkbar. Eines steht wirklich außer Frage – den ersten Rang unter den Nährstoffen macht den Proteinen niemand streitig.

Warum sind die Eiweiße so vielfältig einsetzbar? Weil sie wiederum selbst aus Bausteinen bestehen, den so genannten Aminosäuren. Um die circa 1000 Proteine herzustellen, die der Körper benötigt, braucht er 22 Aminosäuren. Von diesen 22 Aminosäuren sind neun essenziell, dass heißt, dass der Körper sie nicht selbst produzieren kann, sondern sie mit der Nahrung aufnehmen muss – womit wir wieder beim Speiseplan wären.

Das Hühnerei setzt Maßstäbe - vom Wert des Proteins

In punkto Proteine ist das Ei das Maß aller Dinge. Da der tierische Stoffwechsel unserem weitaus ähnlicher ist als

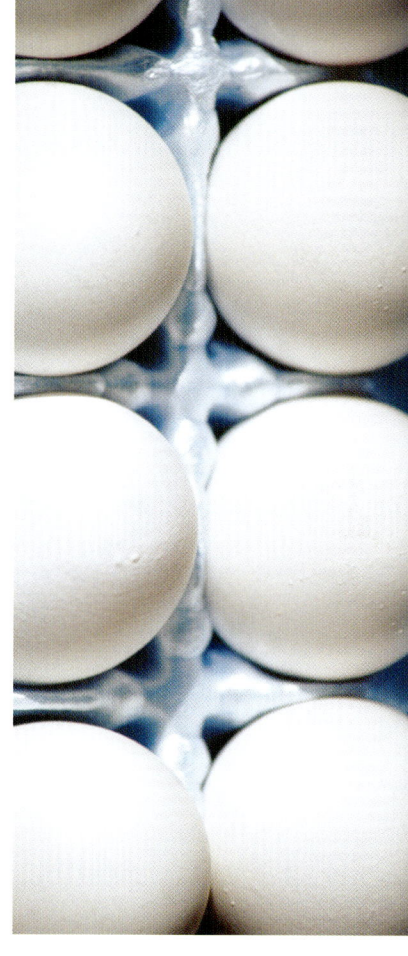

der pflanzliche, können wir die tierischen Proteine und ihre Kombination von Aminosäuren auch wesentlich besser verwerten. Das Hühnerei zum Beispiel setzen wir tatsächlich zu 100 Prozent um. Bei manchen pflanzlichen Eiweißen sieht die Bilanz da schon schlechter aus.

Glückliche Verbindungen

Nicht jeder Proteinspender unter den Nahrungsmitteln deckt komplett Ihren Bedarf an Eiweiß. Darum lässt sich das Optimum für Ihre Ernährung durch die Kombination von tierischen und pflanzlichen Eiweißen erreichen. Merke: Wer kombiniert, deckt seinen Proteinbedarf garantiert. Das Verfahren ist bewährt. Die Indios Südamerikas haben durch die Kombination von Mais und Bohnen über Jahrhunderte ihren Eiweiß-Bedarf gedeckt, und zwar auch weitgehend ohne Fleisch. Also, kombinieren Sie

■ Mais und Bohnen,
■ Getreide und Milch,
■ Getreide und Hülsenfrüchte,
■ Kartoffeln und Milchprodukte

und lassen Sie Ihrer Fantasie beim Rezepteerfinden freien Lauf.

Alle Neune! Wunderwaffe Soja

Unter den pflanzlichen Eiweiß-Spendern ist Soja die große Ausnahme: Alle neun essenziellen Aminosäuren stellt sie ihrem Verzehrer zur Verfügung. Damit kann sich der Vegetarier völlig von seinen fleischfressenden Ursprüngen lösen, ohne seiner Gesundheit zu schaden: Das Protein des Sojas ist genauso wertvoll wie das Casein, das Protein der Milch, oder wie das vom Hühnereiweiß. Außerdem enthält es kein Cholesterin, nur wenig Fettsäuren und eignet sich damit besonders für die Ernährung bei erhöhtem Arteriosklerose-Risiko. Haben Sie die Milch dieser Wunderpflanze und ihren Ableger „Tofu" schon einmal probiert?

Protein-Plus Sojamilch

Sojamilch ist eine gesunde und schmackhafte Ergänzung Ihres täglichen Ernährungsplans – besonders, wenn Sie Muskelarbeit leisten und Ihre Ausdauer trainieren. Mixen Sie einen Viertelliter Sojamilch mit zwei Teelöffeln Honig und je einer Prise Salz und Vanillepulver, und schon haben Sie einen guten Krafttrunk vor oder nach dem Sport.

Wie viel Protein brauchen wir?

Der Mensch braucht circa 0,8 Gramm pro Kilogramm Körpergewicht. Das heißt, eine

	So hoch ist der Proteingehalt (in %)	Das können wir verwerten (in %)
Tierische Nahrungsmittel		
Vollei	33	100
Rindfleisch	29	100
Fisch	61	100
Vollmilch	23	100
Pflanzliche Nahrungsmittel		
Sojabohnen	29	100
Reis	7	70
Linsen	24	60
Weizen	11	56

Frau von 63 Kilogramm hat einen Eiweißbedarf von 50 Gramm pro Tag. Anhand der Tabelle unten können Sie annähernd abschätzen, ob Sie mit Ihrer alltäglichen Ernährung Ihren Proteinbedarf decken. Aber keine Sorge, was die Proteinversorgung angeht, tun die meisten von uns eher zu viel als zu wenig ...

Von wegen Gleichberechtigung ...

Im Sport ist alles anders. Aufgrund ihrer größeren Muskelmasse haben sportliche Männer auch einen höheren Eiweißbedarf. Dieser liegt – je nach Körpergewicht – zwischen **90 und 120 Gramm,** die Sie durch drei bis vier Portionen mageres Fleisch beziehungsweise Sojaprodukte, Fisch, Eier, Geflügel, Vollkorn- sowie zwei bis drei Einheiten Milchprodukte decken können. Sojahaltige Snacks und Drinks sind hier sinnvolle Ergänzungen.

Aktive Frauen benötigen **65 bis 75 Gramm** Protein pro Tag, d.h. mindestens zwei Portionen mageres Fleisch, Sojaprodukte, Fisch, Eier, Geflügel, Vollkornprodukte, zwei bis drei Einheiten Milchprodukte und sojahaltige Snacks.

SIE BEKOMMEN IHR FETT WEG – ABER RICHTIG!

Erinnern Sie sich an Ihren Spiegeltest? Waren Sie mehr oder minder zufrieden mit sich oder haben Sie bei dem einen oder anderen musternden Blick auf Ihr Spiegelbild gedacht: „Was zu viel ist, ist zu viel!"? Dann macht es Sinn, sich ein wenig intensiver mit dem Thema Fett in der Nahrung zu beschäftigen ...

Laufend abnehmen

Wenn für Sie Gewichtsreduktion durch Lauftraining mehr ist als eine angenehme Beigabe des Gesundheitstrainings – versuchen Sie, Ihre Trainingszeiten auf den Nachmittag zu legen. Dann arbeitet Ihr Stoffwechsel auf Hochtouren und verbrennt die benötigten Kalorien am besten.

Lebensmittel	Protein (g) (in %)
Trinkmilch, 3,5 % Fett, 250 ml	8,5
Trinkmilch, 1,5 % Fett, 250 ml	8,5
Speisequark, 40 % Fett, 250 g	11,1
Speisequark, mager, 250 g	13,5
Butterkäse, 100 g	17,0
Edamer, 100 g	24,8
Harzer, 100 g	30,0
Hühnerei (Gew.-Kl. M)	6,7
Makrele, 100 g	18,8

Lebensmittel	Protein (g) (in %)
Sardine, 100 g	19,4
Forelle, 100 g	19,5
Lachs, 100 g	19,9
Hühnerbrust, 100 g	22,2
Rindfleisch (Filet), 100 g	21,2
Schweinefleisch (Kotelett), 100 g	22,2
Salami, 100 g	18,5
Schinken, 100 g	19,5
Fleischwurst, 100 g	28,5

können die Folge sein. – Aber auch wenn Fett ein Wertstoff für den Körper ist, gilt als Faustregel: Man sollte **nicht mehr als 30 Prozent des** täglichen Kalorienbedarfs aus Fetten decken. Es steht also nicht zur Debatte, DASS wir Fett zu uns nehmen müssen; es ist eher die Frage, WIE VIEL und WELCHE Fette Gesundheit, Fitness und der schlanken Linie zuträglich sind.

Wertstoff Fett – auf „das Richtige" kommt es an!

■ Essen Sie ruhig gut und viel – aber das Richtige. Wenn der Magen gefüllt ist, verlangt er auch nicht permanent nach Fettigem. Wählen Sie als „Lückenbüßer" Nahrungsmittel mit geringer Kaloriendichte: Obst, Gemüse, Getreideprodukte, Popcorn.
■ Verwenden Sie statt Butter und Margarine besser Olivenöl und Sonnenblumenöl.
■ Essen Sie ein bis zwei Portionen Fisch pro Woche.
■ Verwenden Sie Leinsamen und Leinsamenöl.

Der Bratwurst-Test

In einer Viertelstunde fährt Ihr Zug. Sie begeben sich gerade in Richtung Ihres Gleises, da lenkt ein magischer Duft Ihre Schritte in eine andere Richtung: Der Bratwurststand sendet verführerische Signale aus! Kurz ringen Sie mit sich, doch dann siegt die Lust am schnellen Happen. In zwei Minuten ist das fettige kleine Ding verdrückt, und das ist gut so, denn der Zug wartet nicht auf Bratwurstesser. Auf dem Gleis angekommen, drückt dann etwas anderes – der Magen.

Auf viele Nahrungsfette, die unserem Körper unnötigen Ballast aufbürden, wollen wir manchmal einfach nicht verzichten. Reibekuchen, Pizza, Bratwurst, Hamburger – Fastfood ist das beste Beispiel dafür. Doch wie schmeckt es eigentlich, wenn man Fastfood mit Muße verzehrt? Machen Sie den Test:

■ Suchen Sie Ihren favorisierten Bratwurststand auf und bestellen Sie sich Ihre beliebteste ernährungstechnische Sünde.
■ Und wie sieht das aus, was Sie da vor sich haben? Schön goldbraun gebraten und etwas fettig glänzend. Finden Sie die Fettflecken und Senfspuren auf der weiß-grauen Pappe eigentlich appetitlich?
■ Der erste Biss. Spüren Sie ihm nach und lassen Sie ihn auf der Zunge zergehen: Sind Sie immer noch

FETT IST GESUND!

Aber vergessen Sie nicht: Fett ist lebensnotwendig. Fett aus dem Speiseplan gänzlich verbannen zu wollen, hätte fatale Folgen – dem Körper blieben essenzielle Fettsäuren (Fettsäuren, die er nicht selbst produzieren kann) wie die Linolsäure und auch die fettlöslichen Vitamine A, D, E und K vorenthalten. Die Folge: Vitaminmangel. Wer zu wenig Fett zu sich nimmt, dem geht es ans Gemüt: Depressionen und Gereiztheit

davon überzeugt, dass Sie sich gerade mit dem Verzehr dieses Lebensmittels einen Gefallen tun?

■ Der letzte Biss: Was meint Ihr Magen nun? Neben „Macht satt" vielleicht auch „Leichter Druck im Oberbauch"?

■ Moment mal! Sagte Ihr Magen wirklich sofort: „Macht satt"? Bratwurst ist ein Nahrungsmittel mit einer hohen Kaloriendichte. Bei solchen Lebensmitteln stellt sich das Sättigungsgefühl erst spät ein.

■ Ziehen Sie Bilanz: Was spricht für, was gegen die Bratwurst? Wo Alternativen liegen, wissen Sie selbst am besten. Vielleicht beim Lunchpaket,

das Sie so gerne morgens auf dem Frühstückstisch vergessen?

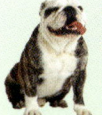 **Wenn der Schweinehund mal wieder zupackt:**
Ärgern Sie sich nicht zu sehr, wenn Sie sich ein klitzekleines Bratwürstchen genehmigt haben – aber überlegen Sie doch mal, was Sie sonst noch gerne essen.

VORSICHT! VERSTECKTE FETTE!

Wer Pommes rot/weiß verspeist, weiß, was er tut. Doch oft genug tappt man in Kalorienfallen und stößt auf Fettbomben, die man als solche gar nicht erkannt hätte. Hier

heißt es: Aufgepasst bei den heimlichen Dickmachern. Alternativen gibt es immer.

UNGESÄTTIGTE FETTSÄUREN MACHEN AUCH SATT

Wem am Büfett Schweinebraten mit Pflaumen einerseits und Lachs im Salzmantel andererseits geboten wird, kann sich nach zwei Kriterien entscheiden: Der Kaloriengehalt wird es *nicht* sein, denn nährstoffreiche Lebensmittel sind beide Gerichte. Der Geschmack ist wohl das Naheliegendste. Wer allerdings nach gesundheitlichen Aspekten vorgeht, wird den Lachs wählen, denn: Fettsäure ist nicht gleich Fettsäure. Man unterscheidet

NICHT NUR MAGENFÜLLER! – GESUNDE ALTERNATIVEN ZUR FETTIGEN ZWISCHENMAHLZEIT

Kampf der Heißhungerattacke!	Wer sich am Bahnhof statt der Bratwurst eine Flasche Mineralwasser kauft und trinkt, wehrt den ersten Frontalangriff des Hungergefühls bereits erfolgreich ab. Wenn Sie täglich drei größere und zwei kleinere Mahlzeiten einplanen, wird Sie eine Heißhungerattacke auch nicht so schnell überrollen.
Gute Planung ist wertvoll	Vergessen Sie nicht immer Ihr Lunchpaket. Etwas Obst, belegte Brote und ein Müsliriegel sind die gesündere Alternative. Und diese Lebensmittel können Sie mit Muße und ohne Senfflecken am Revers auch im Zug verzehren.
Langzeitstrategie	Fett reduzieren ist leichter als Sie vielleicht denken. Sparen Sie einfach bei den Mengen an fettreichen Lebensmitteln auf Ihrem Speiseplan. Und ersetzen Sie durch fettärmere Alternativen: Eine Scheibe Käse auf dem Brot statt zwei genügt doch auch. Statt Ihres geliebten Lachses wählen Sie vielleicht eine schmackhafte Forelle blau.

zwischen gesättigten und ungesättigten Fettsäuren. Während ihr Kaloriengehalt genau gleich ist – nämlich neun Kalorien pro Gramm –, unterscheiden sie sich in ihrer Herkunft und in ihrer Bedeutung für die Gesundheit.

■ **Gesättigte Fettsäuren:** Fleisch und Geflügel, Butter, Milch, Milchprodukte, aber auch Palmkern- und Kokosnussöl. Ein Zuviel an gesättigten Fettsäuren begünstigt die Entstehung von Arteriosklerose. Hier gilt: „Weniger ist mehr."

■ **Einfach ungesättigte Fettsäuren:** Olivenöl, Erdnussöl und andere Nussöle. Wenn Sie diese Öle statt der tierischen Fette in der Küche verwenden, werden Ihre Blutgefäße es Ihnen danken ... während Ihr Cholesterinspiegel immer weiter sinkt.

■ **Mehrfach ungesättigte Fettsäuren:** fetter Meeresfisch, Lein-, Distel-, Sesam-, Soja-, Sonnenblumen-, Maisöl. Diese Lebensmittel fallen unter die

Offensichtlich eine fettige Angelegenheit ...		**Vorsicht! Versteckte Fette!**		fettarme Alternativen	
	Fettgehalt in 100 Gramm		Fettgehalt in 100 Gramm		Fettgehalt in 100 Gramm
Sahne, 30 %	31,7	Crème fraîche, 40 %	40,0	Saure Sahne, 10 %	10,0
Doppelrahm-frischkäse	18,9	Mascarpone	47,5	Speisequark, mager	11,4
Brie, 50 % F.i.Tr.	25,5	Camembert, 50 % F.i.Tr.	33,2	Camembert, 30 % F.i.Tr.	12,8
Feta, 45 % F.i.Tr.	18,8	Mozzarella	19,8	Ziegenkäse, 30 % F.i.Tr.	14,5
Margarine (pflanzlich)	80,0	Diätmargarine	80,0	Halbfett-margarine	40,0
Makrele	11,6	Hering	17,8	Seelachs	0,8
Thunfisch (in Öl)	20,9	Lachs, frisch	13,6	Forelle, frisch	2,7
Gans	31,0	Suppenhuhn	20,3	Puter	15,0
Kotelett, Schwein	7,6	Kotelett, Lamm	32,0	Filet, Lamm	3,4
Hackfleisch (halb und halb)	20,0	Mett	27,5	Hackfleisch, Rind	14,0
Butterkuchen	16,8	Nusskuchen	29,1	Apfelkuchen	7,5

Kategorie: „Besonders empfehlenswert!" Denn gegen die Geheimwaffe „Omega-3-Fettsäure", die hier anzutreffen ist, hat überschüssiges Cholesterin schwer zu kämpfen. Auf dem Speiseplan des durchschnittlichen Essers stehen vor allem die gesättigten und gehärteten Fette tierischer sowie nicht naturbelassener Herkunft. Also: „falsche" Fette in (zu) großer Menge. Der Überschuss zirkuliert dann als Transportform im Blut – diese so genannten Triglyzeride werden bei jeder Cholesterinbestimmung mit gemessen, denn auch sie können die Arterien verstopfen. Besser wäre eine Trendwende hin zu den mehrfach ungesättigten Fettsäuren. Und dieser Weg führt direkt ins Meer ...

Merksatz zum Thema „gesättigte Fettsäuren"

Wer bei den Fettsäuren „essenziell", „gesättigt", „einfach oder mehrfach ungesättigt" immer wieder durcheinander würfelt, kann sich Folgendes merken. Fette, die bei Raumtemperatur fest oder halbfest sind, bestehen zum großen Teil aus gesättigten Fettsäuren. Wenn Sie diese Fette reduzieren, betreiben Sie Arteriosklerose-Vor-

beugung – und das ist gut für Ihre Gefäße.

DER „GEHEIMTIPP" AUS DEM MEER

Als der Hering noch ein „Arme-Leute-Essen" war, gehörten Herz-Kreislauf-Probleme wahrscheinlich zu den geringeren Problemen der Herings-Konsumenten. Denn Meeresfisch ist eine reiche Quelle einer wichtigen Sorte essenzieller Fettsäuren: der **mehrfach ungesättigten Omega-3-Fettsäuren.** Sie gehören zu dem, woran es den Speiseplänen der Überflussgesellschaft heute mangelt. Omega-3-Fettsäuren werden vom Körper zur Bildung von so genannten Prostaglandinen benötigt. Das sind körpereigene Substanzen, die entscheidend bei der Blutverflüssigung mitwirken und so das Gefäßsystem vor sklerotischen Verengungen und entzündlichen Veränderungen des Herzens schützen. Hierbei haben die Omega-3-Fettsäuren mehrere gesundheitliche Vorteile:

CHOLESTERIN-CHECK: WIESO DAS DENN?

Weil Ihre Cholesterinwerte aufschlussreiche Informationen über Ihr Arteriosklerose-Risiko liefern. Neben dem Gesamt-Cholesterin werden

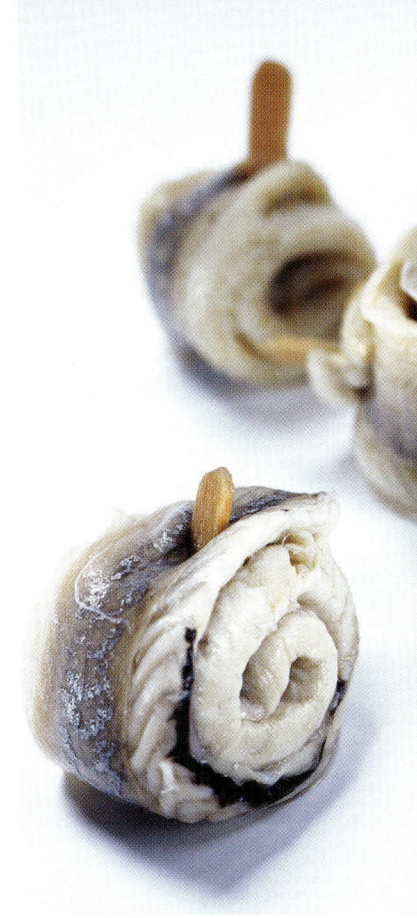

zwei weitere Stoffgruppen bestimmt: LDL und HDL. Das „böse" **LDL** („low density lipoprotein") fördert das Fortschreiten der Arteriosklerose, das „gute" **HDL** („high density lipoprotein") hemmt es. Wenn Sie den Cholesterin-Gesamtwert durch den HDL-Wert dividieren, können Sie Ihr Risiko abschätzen, eine Herz-Kreislauf-Erkrankung zu bekommen. Das durchschnittliche Risiko liegt bei 4,5 %.

- Der regelmäßige Verzehr von Meeresfisch reduziert das Herz-Kreislauf-Risiko um 30 Prozent.
- Omega-3-Fettsäuren begünstigen die Bildung von HDL, den „Guten" unter den körpereigenen Fettsäuren. Wer Probleme mit dem Cholesterinspiegel hat, weiß das zu schätzen.
- Regelmäßige Ernährung mit ein bis drei Gramm Omega-3-Fettsäuren reduziert Gelenkschwellungen und -entzündungen bei Arthritis.
- Omega-3-Fettsäuren unterstützen die Insulinwirkung und damit Behandlung sowie Vorbeugung von Diabetes.

Omega-3-Fettsäuren auf den Speiseplan!

Omega-3-Fettsäuren sind das beste Beispiel, dass es in der Ernährung nicht nur mit Kalorienzählen getan ist. Diese wertvollen Nahrungsbestandteile sind reichlich

- in fettem Fisch: vor allem in Thunfisch, Lachs, Kabeljau und
- in einigen pflanzlichen Produkten: Leinsamen, Kürbiskernen und Walnüssen enthalten.

Essen Sie ein- bis zweimal pro Woche Fisch, verwenden Sie Leinöl im Dressing oder mit Quark vermischt als Brotaufstrich. Leinsamen ist ein guter Begleiter für Ihr Frühstücksmüsli. Wer läuft oder walkt, senkt zusätzlich das LDL und hebt den HDL-Anteil.

MANCHMAL NUR EINE GANZ SCHNELLE NUMMER – UND MANCHMAL EINE LANGE LIAISON: DIE KOHLENHYDRATE

Bei der Arbeit: Sie sitzen schon längere Zeit am Schreibtisch. Am Morgen war es für das Frühstück mal wieder zu knapp, zwischendurch haben Sie auch nichts gegessen. Plötzlich merken Sie, wie sich schlagartig Ihre Konzentration verabschiedet; die Hände fangen an, leicht zu zittern, die Laune sinkt in den Keller. Sind Sie etwa unterzuckert? – Sie tun nun das einzig Richtige in dieser Situati-

---

Nicht nur Omega-3-Fettsäuren begünstigen die Bildung von HDL, auch Laufen erhöht den Anteil des „Guten" unter den körpereigenen Fettsäuren. Doch Ausdauersport kann noch viel mehr.

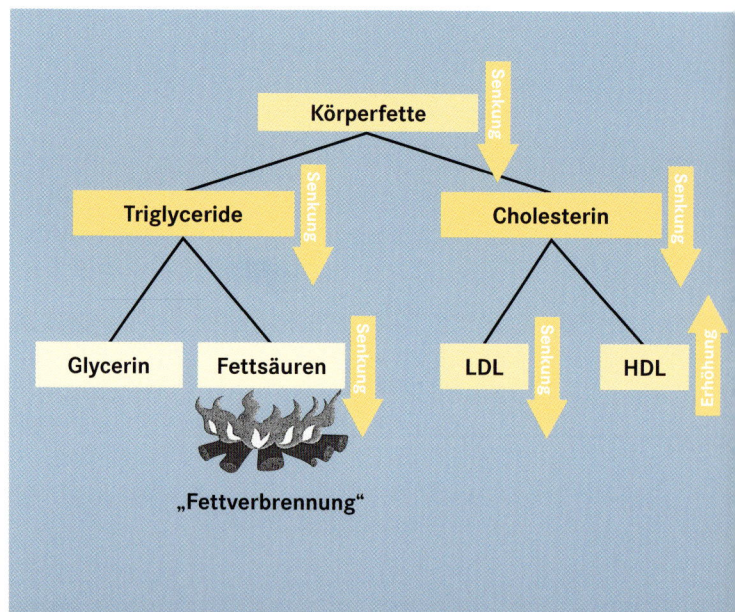

on und greifen in Ihr süßes Depot. Denn das bringt verbrauchte Energie sofort zurück.

Woran es Ihnen mangelte, war Zucker. Zucker ist der Energiespeicher, der sofort parat steht, wenn Energie benötigt wird. Zwei Zuckerdepots stehen dem Körper zur Verfügung: Ungefähr 100 Gramm Glykogen, die Speicherform der Glukose, hat die Leber deponiert. Aus dieser Quelle wird der Blutzuckerspiegel auf einem Niveau gehalten, so dass gewährleistet ist, dass alle Zellen des Körpers immer ausreichend mit dem Brennstoff Glukose versorgt werden können.

Der weitaus größere Teil des körpereigenen Glykogens befindet sich in den Muskelzellen. Doch im Gegensatz zur Leber sind die Muskeln wesentlich geiziger mit ihren Energiereserven. Und das müssen sie auch sein, denn wenn sie nicht jederzeit von Null auf 100 hochfahren können, fährt Ihnen jeder Zug vor der Nase weg. Energiebereitstellung war schon immer eine Überlebensfrage.

SCHNELL ENTZÜNDLICHE STROHFEUER: EINFACHE KOHLENHYDRATE

Was passiert nun mit Ihrem Schokoriegel, den Sie als eiserne Ration gegen Unterzuckerung im Schrank hatten? Die Kohlenhydrate werden im Darm rasch zu Glukose abgebaut und zirkulieren im Blut.

Wenn die Körperzellen ihren Bedarf gedeckt haben, kommt ein Hormon ins Spiel, das, was den Blutzuckerspiegel angeht, alle Fäden in der Hand hat: das Insulin. Insulin sorgt dafür, dass der süße Überschuss des Schokoriegels aus dem Blut entfernt, in Speicherfett umgewandelt und eingelagert wird. So entsteht ein Speckröllchen. Als Reserve für schlechte Zeiten …

Nahrungsmittel, die reich an einfachen Kohlenhydraten sind: Schokolade und andere Süßigkeiten, zuckerhaltige Getränke, Süßspeisen, Auszugsmehle und ihre Produkte.

Versuchen Sie doch mal, statt mit dem üblichen Schokoriegel zwischendurch Ihren Appetit mit leckeren Früchten zu stillen.

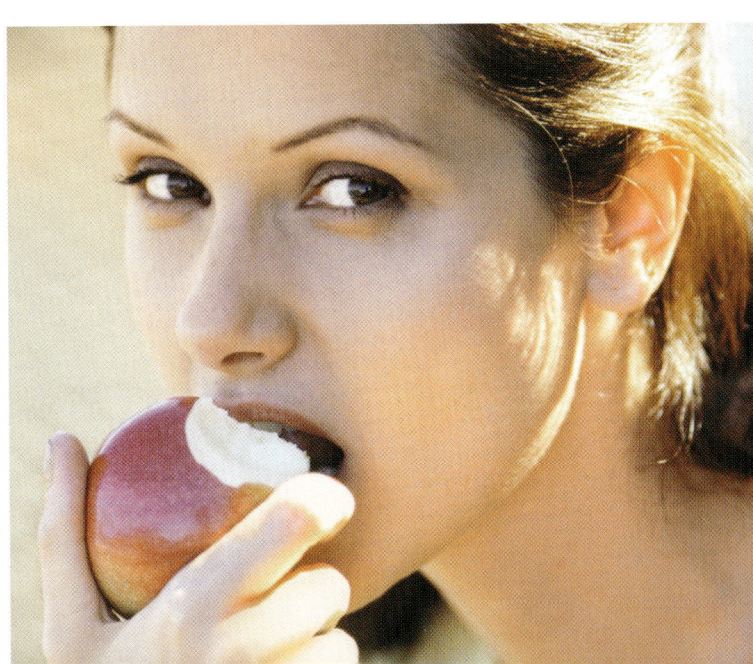

SCHWELBRÄNDE MIT LANGZEITWIRKUNG: KOMPLEXE KOHLENHYDRATE

Kohlenhydrate sind nicht nur einfach gestrickt – es geht auch komplexer. Wenn viele Einfachzucker aneinandergehängt werden, entsteht ein langkettiges Molekül. Ein solches Molekül ist die Stärke. Der Vorteil: Der Körper hat mehr zu tun, bevor der Brennstoff Glukose in die Blutbahn gelangt. Der Blutzuckerspiegel schießt nicht über, sondern steigt nur langsam. Weitere Vorteile: Darmbakterien freuen sich über komplexe Kohlenhydrate, die Darmflora und damit die Verdauung bleibt aktiv.

Nahrungsmittel, die reich an komplexen Kohlenhydraten sind: Vollkornprodukte, Kartoffeln, Nudeln, Reis, Obst und Gemüse.

Wie viel Kohlenhydrate brauchen wir?

Unsere Kost besteht einfach aus zu viel Einfachzucker. Backwaren aus Weißmehl, Fruchtjogurt, zuckerhaltige Limonaden und Getränke beherrschen allzu oft den Speiseplan. Die 130 Gramm Kohlenhydrate, die wir täglich benötigen, werden besser durch Vollkornbrot, ungeschälten Reis, Nudeln, Kartoffeln, Obst und Gemüse gedeckt.

Zuckerzufuhr und Sport

Was tun, wenn nach dem Sport die Zuckerdepots leergefahren sind? Von zuckerhaltigen Getränken ist abzuraten, denn Zucker pur entzieht dem Körper Wasser und lagert es im Darm an. Die Dehydrierung kann zu Schwindelgefühlen führen. Reine oder verdünnte Fruchtsäfte sind da die bessere Alternative.

Als Läufer anders essen …

… ist empfehlenswert. Wenn Sie zwei bis drei Stunden vor Ihrem Trainingslauf eine kohlenhydratreiche Mahlzeit zu sich nehmen und auch das Trinken nicht vergessen (ein Glas vor und zwei bis drei nach dem Laufen), dann haben Sie Ihren Körper mit allem versorgt, was er für das Training braucht.

NICHT VERWERTBAR, ABER KEINESWEGS ÜBERFLÜSSIG: BALLASTSTOFFE

Ballaststoffe stammen ausschließlich aus pflanzlicher Kost. Auch sie sind komplexe Kohlenhydrate, aber im Unterschied z.B. zur Stärke kann der Körper sie nicht abbauen. Das heißt aber nicht, dass sie wertlos sind – im Gegenteil: Ballaststoffe halten den Darm aktiv und sorgen für ein längeres Sättigungsgefühl. Außerdem haben sie einen günstigen, regulierenden Einfluss auf einen zu hohen Cholesterinspiegel.

Nahrungsmittel, die reich an Ballaststoffen sind: Obst, Gemüse, Getreide. *Nahrungsmittel, die keine Ballaststoffe enthalten:* Fleisch, Geflügel, Fisch.

Abnehmen durch Ballaststoffe

Wenn Sie Ihre Speisen durch 14 Gramm Ballaststoffe – wie Weizen- oder Haferkleie – ergänzen, senken Sie Ihre tägliche Kalorienaufnahme um zehn Prozent. Auch so können Sie Gewicht verlieren. Ganz ohne Hunger oder Anstrengung.

DURSTLÖSCHER UND WASSERDIEBE

Was unterscheidet uns von den Kamelen? Kamele tragen ihren Wasserspeicher auf dem Rücken, wir tragen unseren in Form von kleinen oder größeren Polyethylen-Flaschen in Rucksäcken, Handtaschen oder anderen Trage-Einrichtungen mit uns herum. Wohl dem, der sich diese Sitte zur Gewohnheit gemacht hat. Denn die meisten von uns neigen eher dazu, sich insgesamt zu wenig Flüssigkeit pro Tag einzuverleiben. Und wenn schon mal zugelangt wird, dann oft falsch in Form von „Einen über den Durst …"

Was und wie viel wir trinken, ist eine Gewohnheit, wie vieles andere auch. Was unser Körper braucht, ist allerdings eine Menge Flüssigkeit. Da die Evolution alles Leben im Meer hat entstehen lassen, besteht unser Körper noch heute zu 60 bis 70 Prozent aus Wasser. Drei Millionen Schweißdrüsen der Lederhaut sorgen dafür, dass wir Tag und Nacht auf gleicher Temperatur bleiben, die Schleimhäute des Lungentraktes befeuchten jeden unserer Atemzüge. Wussten Sie, dass Sie in der Nacht ohne jegliches Dazutun über Atmung und Schweiß bis zu zwei Liter Flüssigkeit verlieren? Und am nächsten Morgen wollen die leergefahrenen Wassertanks rasch wieder aufgefüllt werden.

Vom Koffein-Junky zum Apfelschorle-Fan

Was trinken Sie gewohnheitsmäßig? Ein kleiner Check: Zählen Sie doch einfach mal die Tassen **Kaffee** oder **Schwarz-** und **Grüntee** zusammen, die Sie am Tag so konsumieren. Die zwei Tässchen zum Frühstück, als „Energizer" bei der Arbeit und zwischendurch mal, weil es so gesellig ist. Haben Sie sich die Zahl gemerkt? Eine Tasse entspricht ungefähr 150 Milliliter Flüssigkeit, das macht für Sie … Milliliter Kaffee pro Tag. Die Menge, die Sie täglich zu sich nehmen, können Sie nun getrost von der Flüssigkeitsbilanz Ihres Körpers abziehen, denn Koffein regt,

ebenso wie Alkohol, die Nieren zu verstärkter Ausscheidung an. Was reingeht, kommt nahezu 1:1 heraus. Beginnen wir also wieder bei Null: Über die feste, zubereitete Nahrung nehmen wir ungefähr einen Liter Flüssigkeit auf. Den können Sie in Ihrer Bilanz schon einmal auf der „Haben"-Seite verbuchen. Wie sieht es mit den anderen trinkbaren Flüssigkeiten aus: Mineral- und Leitungswasser, Gemüse- und Obstsäfte, Apfelschorle, Früchte- und Kräutertees? Überschlagen Sie kurz. Ein Trinkglas fasst, je nach Größe, zwischen 150 und 300 Milliliter. Und was ist mit Wein und Bier in all seinen Variationen? Auch Alkohol fällt aus der Flüssigkeitsbi-

Unser Körper braucht eine Menge Flüssigkeit: etwa 2,5 bis 3 Liter pro Tag. Doch wichtig ist, was Sie trinken! Bevorzugen Sie Wasser, Früchte- und Kräutertees sowie Fruchtsaftschorlen.

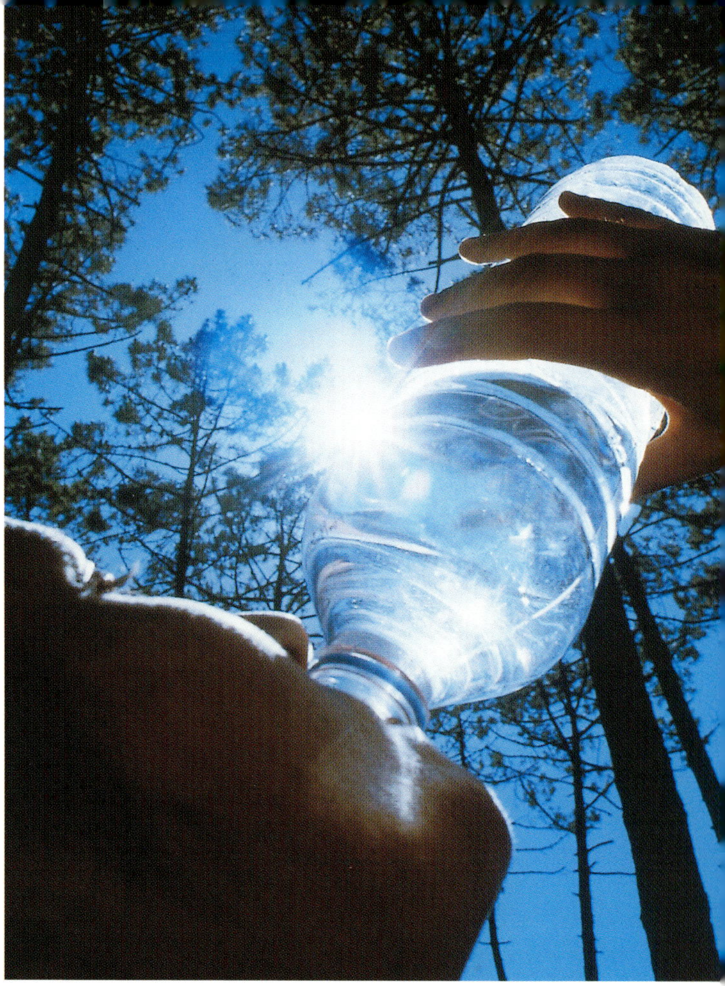

lanz. Aus den gleichen Gründen wie der Kaffee. Essen Sie viel Obst? Bei bis zu drei Portionen können Sie sich 500 Milliliter gutschreiben: Macht insgesamt .... Milliliter.

Von guten und schlechten Durstlöschern
- Gute Durstlöscher: Mineralwasser, Leitungswasser, Früchte- und Kräutertees, Fruchtsaftschorlen
- Schlechte Durstlöscher: koffeinhaltige Softdrinks, Kaffee, Schwarz- und Grün-

tee, alkoholhaltige Getränke: Wein, Bier, Spirituosen Ihr Körper braucht ohne sportliche Aktivität täglich bereits 2,5 bis 3 Liter Flüssigkeit. Ein ausreichend mit Wasser versorgter Körper hat auch dünnflüssiges Blut, das alle Organe mit den benötigten Mineralstoffen, Vitaminen und Spurenelementen versorgen kann. Bei Wassermangel wird das Blut zähflüssiger, die vorher so raschen Transportvorgänge und die Reizweiterleitung der Nervenimpulse

laufen nur noch verlangsamt ab. Das merken Sie vielleicht erst, wenn Sie am Schreibtisch einen leichten Kopfschmerz verspüren oder Schwierigkeiten mit der Konzentration haben. Dann ist der Gang zur Kaffeemaschine der falsche Weg. Schauen Sie doch einmal nach, ob im Kühlschrank noch Apfelschorle vorhanden ist.

TRINKTIPPS FÜR DEN ALLTAG
- Denken Sie daran: Sie

brauchen 2,5 bis 3 Liter Flüssigkeit am Tag. Bereiten Sie sich am Morgen eine Literkanne Früchte- oder Kräutertee und stellen Sie sie griffbereit in Reichweite Ihres Arbeitsplatzes. Am Abend ist die Kanne dann um einen Liter erleichtert. Alles eine Frage der Gewohnheit!

■ Sie mögen „Wasser pur" nicht? Peppen Sie es mit einem Spritzer Zitronen- oder Fruchtsaft auf.

■ Nehmen Sie mehr Nahrungsmittel mit hohem Flüssigkeitsgehalt zu sich. Ein Stück Wassermelone als Durstlöscher, eine Hühnersuppe als Vorspeise oder ein Shake zwischendurch bremsen den Hunger und bringen auch Ihren Wasserhaushalt weiter ins Plus.

■ Es geht doch nichts über einen Cappuccino in Ihrer Espressobar. Bestellen Sie sich das nächste Mal ein Glas Leitungswasser dazu. Den Kellner wird das nicht wundern. In südlichen Ländern gibt es Kaffee und Wasser ohnehin im Doppelpack.

TRINKEN UND SPORT

Es ist immer wieder ein Fest, nach einer etwas längeren Lauf- oder Walkingstrecke auf die Waage zu steigen und festzustellen, dass man wie von Zauberhand ein bis zwei Kilo verloren hat. Die freudige Überraschung bleibt jedoch ein kurzes Vergnügen, denn sobald der schlimmste Durst gelöscht ist, ist auch gewichtsmäßig alles (fast) wieder beim Alten.

Da Sie jetzt ja unter die Freizeit-Aktivisten gegangen sind, ist das Thema „Trinken" für Sie aktueller denn je. Denn – jeder weiß es – Sport macht durstig. Der bewegte Körper hat reichlich damit zu tun, die freigesetzte Energie über die Verdunstungskälte an die Umgebung abzuführen: Nichts anderes passiert, wenn Ihnen der Schweiß von der Stirn tropft. Bei der Flüssigkeitsmenge, die wir durch das Schwitzen verlieren, spielt die Außentemperatur natürlich eine große Rolle, aber auch das Walken bei Schnee und Eis ist mit einem Wasserverlust verbunden. Je nach Trainingsintensität und Außentemperatur können Sie bereits nach 10 bis 30 Minuten unter Umständen bis zu 0,5 Liter Wasser verlieren!

Nicht erst bei einer Wüstendurchquerung ...

ist ein Halter für Ihre Wasserflasche nützlich. Wenn Sie als Walker mehr als eine Stunde und als Jogger mehr als 45 Minuten unterwegs sind, ist es empfehlenswert, alle 10 bis 15 Minuten ein paar Schlucke zu nehmen. Verlassen Sie sich dabei nicht allzu sehr auf Ihr Durstgefühl. Das meldet sich sowieso erst, wenn der Körper bereits mit einem Liter Flüssigkeit „in der Kreide" steht.

Um nicht in eine „Wasserstands-Notlage" zu geraten, beugen Sie vor:

■ **Vor dem Laufen/Walken:** Trinken Sie am besten

schon vor dem Laufen, aber in Maßen – denn ein Wasserbauch läuft nicht gern.

■ **Während des Laufens/Walkens:** Wenn Sie länger als 45 bzw. 60 Minuten laufen/walken, sollten Sie sich eine Trinkreserve mitnehmen.

■ **Nach dem Laufen/Walken:** Trinken Sie zusätzlich 0,7 bis 1 Liter Flüssigkeit für jedes Kilo, das Sie während des Trainings verloren haben. Aber lassen Sie sich Zeit damit – der Körper braucht ohnehin 24 Stunden, um seine Flüssigkeitsverluste wieder zu ersetzen.

■ **Was trinken?** Besonders geeignet sind Mineralwässer wegen Ihres Magnesium- und verdünnte Fruchtsäfte wegen ihres Kaliumgehalts. Der Kohlenhydratanteil der Fruchtsaftschorlen stabilisiert darüber hinaus auch den Blutzucker.

■ Trinken Sie nach dem Training ein kleines Glas unverdünnten Obstsaft. So leiten Sie effizient die Regenerationsphase ein, denn Kohlenhydrate und Kalium werden benötigt, um die Glykogenspeicher der Muskeln wieder aufzufüllen.

Schwarzer Tee – gut für das Sportlerherz

Wer täglich drei bis vier Tassen schwarzen Tee trinkt, tut Gutes für sein Herz. Die im schwarzen Tee enthaltenen Flavonoide – eine Substanzklasse, die zu den Antioxidanzien gehört – haben eine positive Wirkung auf das Endothelium, die „innere Haut" der Blutgefäße. Diese innere Haut ist maßgeblich an der Erweiterung oder Verengung der Blutgefäße beteiligt und unterstützt die Pumpleistung des Herzens.

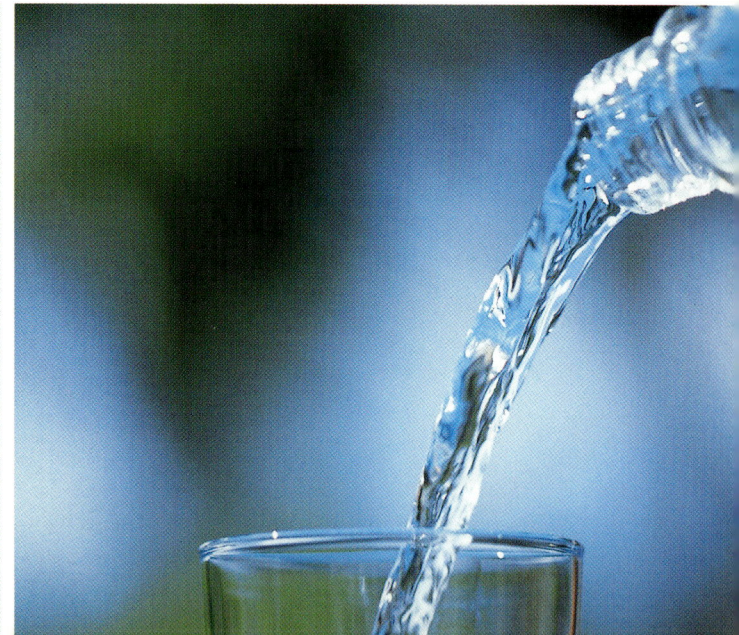

Für Sportler ist Mineralwasser besonders gut geeignet, weil es verloren gegangenes Magnesium schnell ersetzt.

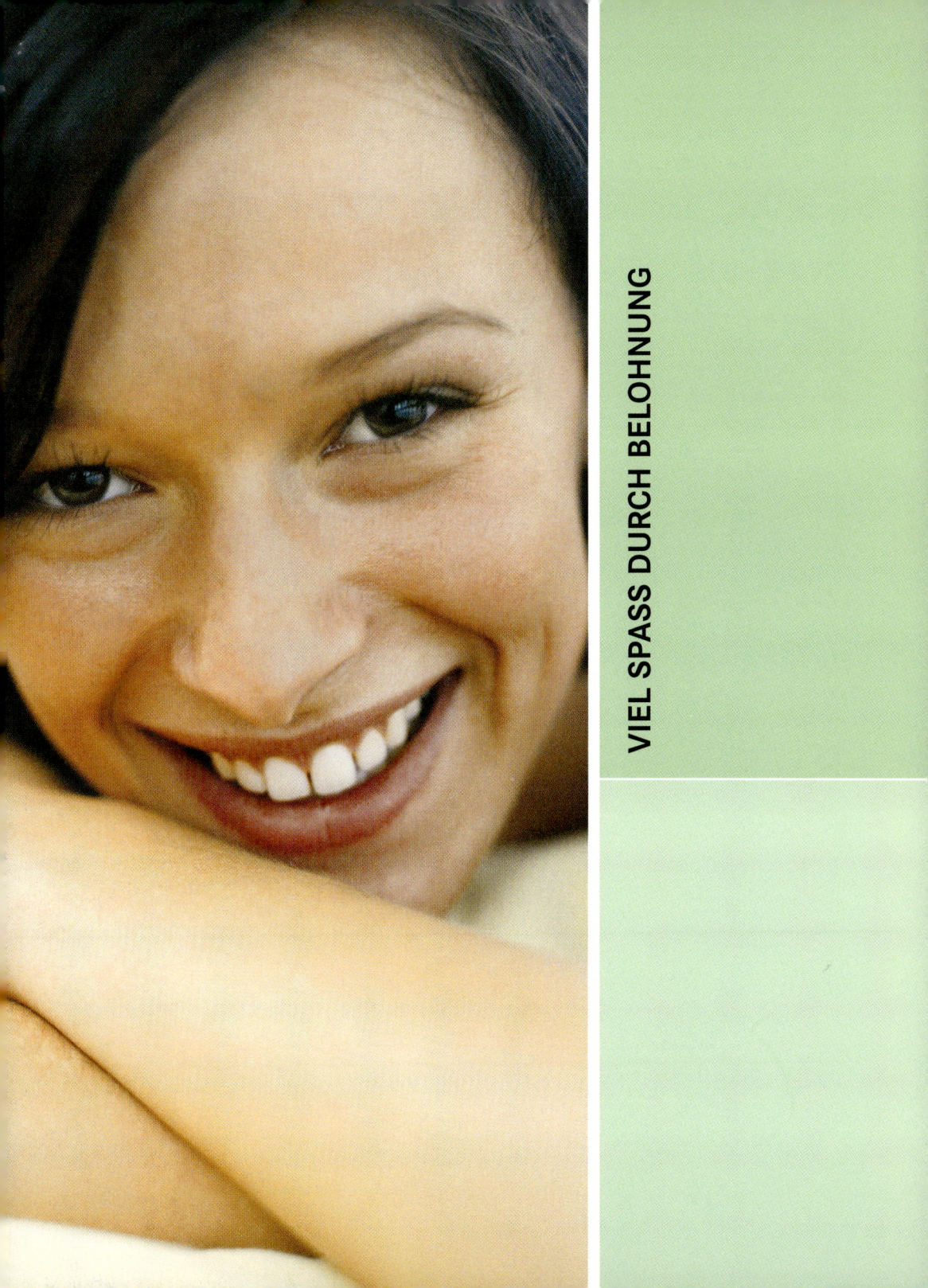

VIEL SPASS DURCH BELOHNUNG

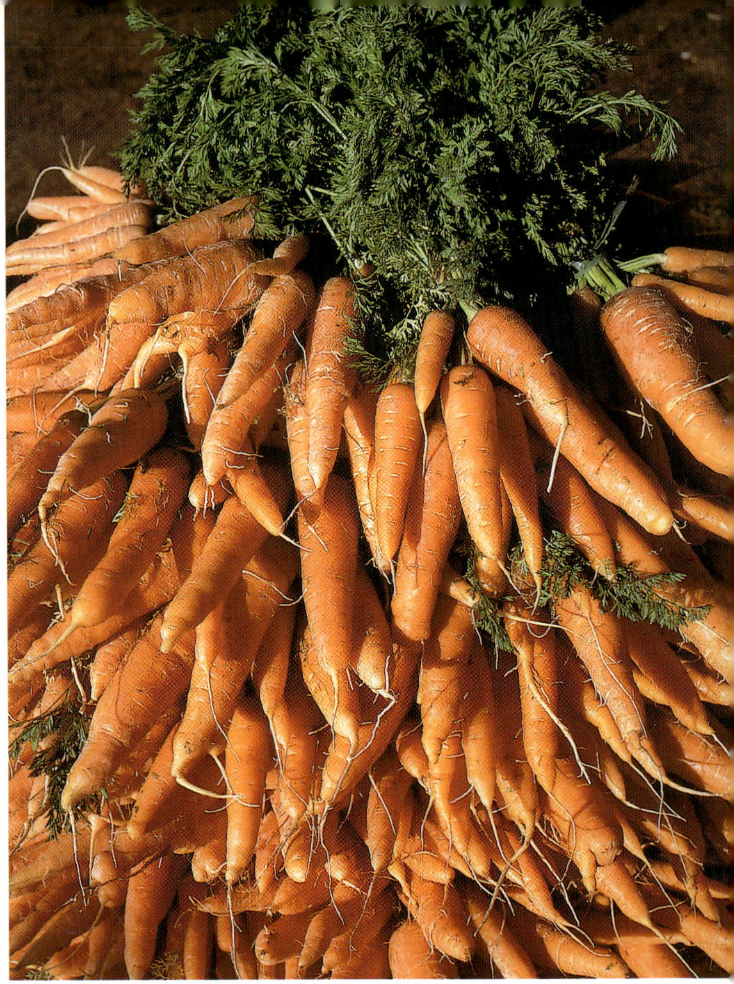

Gute Vorsätze haben immer etwas Staubtrockenenes an sich, gesunde Ernährung ist ebenfalls gut und schön. Aber wie lassen sich die Vorsätze in Taten verwandeln? Und acht ganze Wochen durchhalten? Da bekanntermaßen aller Anfang schwer ist, erleichtern Sie sich doch den Einstieg. Fangen Sie klein an, und planen Sie Woche für Woche. Wenn Sie die ersten Erfolgserlebnisse gehabt haben – den ersten Bratwurststand hinter sich gelassen haben, beim dritten Lauftag feststellen konnten, dass Sie mehr Luft haben als noch am Anfang der Woche – wird Ihre Motivation bald zum Eigenläufer werden. Und wenn Sie erst einmal in Bewegung sind, werden Sie feststellen, dass Ihr Heißhunger auf Ernährungssünden sich in Appetit auf gesunde Lebensmittel wandelt.

SPASS HEISST …

… zunächst einmal, dass Sie sich nicht unter Leistungsdruck setzen. Die Änderung der Gewohnheit geht nicht von heute auf morgen. Also, lassen Sie sich Zeit. Aber legen Sie klar fest, wohin Sie wollen: Suchen Sie sich Ihr Bewegungsprogramm aus, überlegen Sie, was Sie an Ihren Ernährungsgewohnheiten ändern möchten und definieren Sie Ihr Langzeitziel. Kreuzen Sie an, wo Sie sich wiederfinden, schreiben Sie auf, was für Sie zutrifft.

MEINE LANGZEITZIELE FÜR BEWEGUNG UND ERNÄHRUNG		Das trifft für mich zu
BEWEGUNG		
Langzeitziele	Ich will in acht Wochen das für mich geeignete Bewegungs- programm durchführen	
	Ich lasse mir mehr Zeit. Ein Vierteljahr brauche ich schon, um in Bewegung zu kommen	
	Ich schaffe das. Aber ich brauche ein halbes Jahr.	
Bewegungsprogramme Ausdauer	Walking für absolute Einsteiger	
	Jogging für absolute Laufanfänger	
	Jogging für Wanderer und Walker	
	Jogging für sportliche Einsteiger	
Bewegungsprogramme Kraft	Ich entscheide mich für das komplette Kraftprogramm.	
	Das komplette Programm ist mir zu viel. Folgende Übungen werde ich aber machen.	
	1. _____	
	2. _____	
	3. _____	
	1 x pro Woche	
	Häufiger _____ x pro Woche	
ERNÄHRUNG		
Langzeitziele	Diese Ernährungsgewohnheiten will ich ändern ...	... und durch folgende ersetzen:
	Fett	
	_____	_____
	_____	_____
	_____	_____
	Kohlenhydrate und Proteine	
	_____	_____
	_____	_____
	_____	_____
	Trinken	
	_____	_____
	_____	_____
	_____	_____

VIER TAGE BASICS …

Kürzen Sie nun Ihr Langzeitziel auf einen überschauba-
ren Rahmen herunter: Stellen
Sie ein realistisches **Kurz-
zeitprogramm** für die erste
Woche Ihres Trainings auf.
Legen Sie wöchentlich Ihre
Kurzzeitziele fest. Wollen Sie
diese Woche weiterhin konsequent laufen, aber zum Krafttraining haben Sie gar keine
Lust? O.K.
Die drei Einladungen werden
eine fettarme Ernährung diese Woche wohl erfolgreich
untergraben? Das ist in Ord-
nung. Aber die Ziele, die Sie
sich diese Woche vornehmen,
behalten Sie fest im Auge.
Das ist Ihr Fitness-Bonus am
Ende der Woche.

… DREI TAGE FEIERN

So, und nun kommt das Sah-
nehäubchen: In Ihr Wochen-
programm können Sie drei
Tage einbauen, an denen Sie
alle guten Vorsätze mit Genuss über Bord werfen können, aber nicht müssen. Sie
können sich eine kleine Versuchung einfach mal gönnen,
ohne deswegen gleich ein
schlechtes Gewissen haben
zu müssen. Sie werden se-
hen, so geht es voran mit der
Fitness, kontinuierlich und in
Schritten, deren Länge Sie
selbst bestimmen. Platz für
Müßiggang ist allemal!

**Vier Tage Fitness und drei
Tage Genuss - so könnte
Ihre Woche aussehen.**

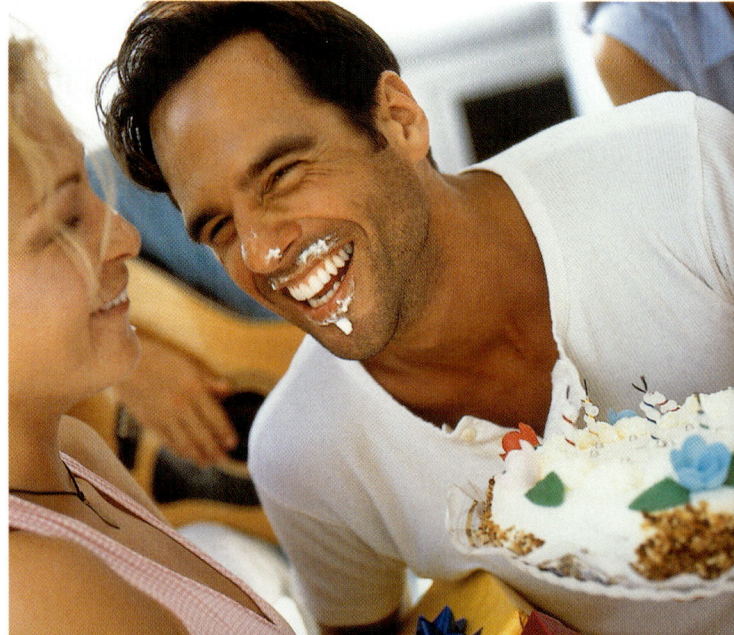

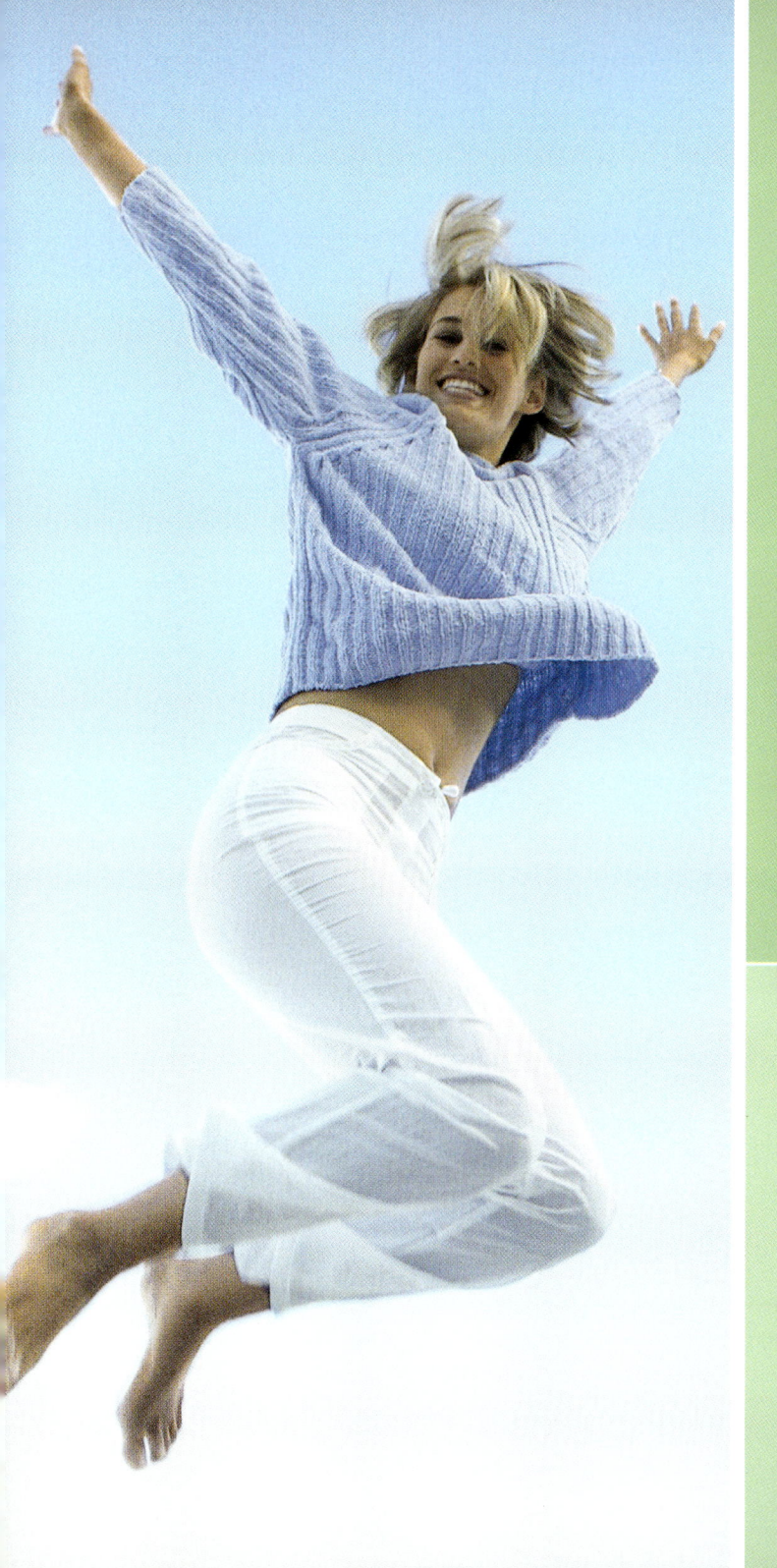

ZU GUTER LETZT ...

Fitness kümmert, findet die angemessene Antwort auf die alltäglichen Belastungen, die unserer Gesundheit und unserem Wohlbefinden schaden. Denn: Das Leben ist kein Sprint, sondern ein Marathon. Wer nicht trainiert, langfristig plant, für sich, seinen Körper und seine Psyche sorgt, wird diesen „Mount Everest des Alltags" nicht bezwingen.

viele ehemalige Faulpelze vor Ihnen auch gewonnen haben – ein bewegteres, zufriedeneres und ausgewogeneres Leben.

Ein Etappenziel ist erreicht: Sie sind am Ende dieses Buches angelangt.
Darf ich ein paar Vermutungen über das innere Zwiegespräch zwischen Kopf und Bauch des Faulpelzes anstellen?

Das sagt mit Sicherheit der Kopf:

Sport zu treiben ist keine notwendige Konsequenz überzogener Ansprüche der Leistungsgesellschaft. Im Gegenteil: Wer sich um seine

Das sagt vielleicht der Bauch:

Auch wenn ich lange Zeit anderer Meinung war – Trägheit lässt sich überwinden, Sport kann sogar Spaß machen, wenn der Kopf nicht verbissen an Vorgaben, Leistungszielen und Pflichtprogrammen hängt. Schön, wenn er und ich auch mal an einem Strang ziehen können.

Wenn Sie sich hierbei irgendwie wiederfinden, wäre ein weiteres Etappenziel erreicht: Denn wenn Kopf und Bauch wieder ins Gespräch miteinander gekommen sind und gemeinsame Sache machen, wird Ihre Fitness zwangsläufig profitieren. In diesem Sinne wünsche ich Ihnen, dass Sie weiterhin auf dem einmal beschrittenen Weg bleiben und das Mehr an Fitness Ihnen das bringt, was schon

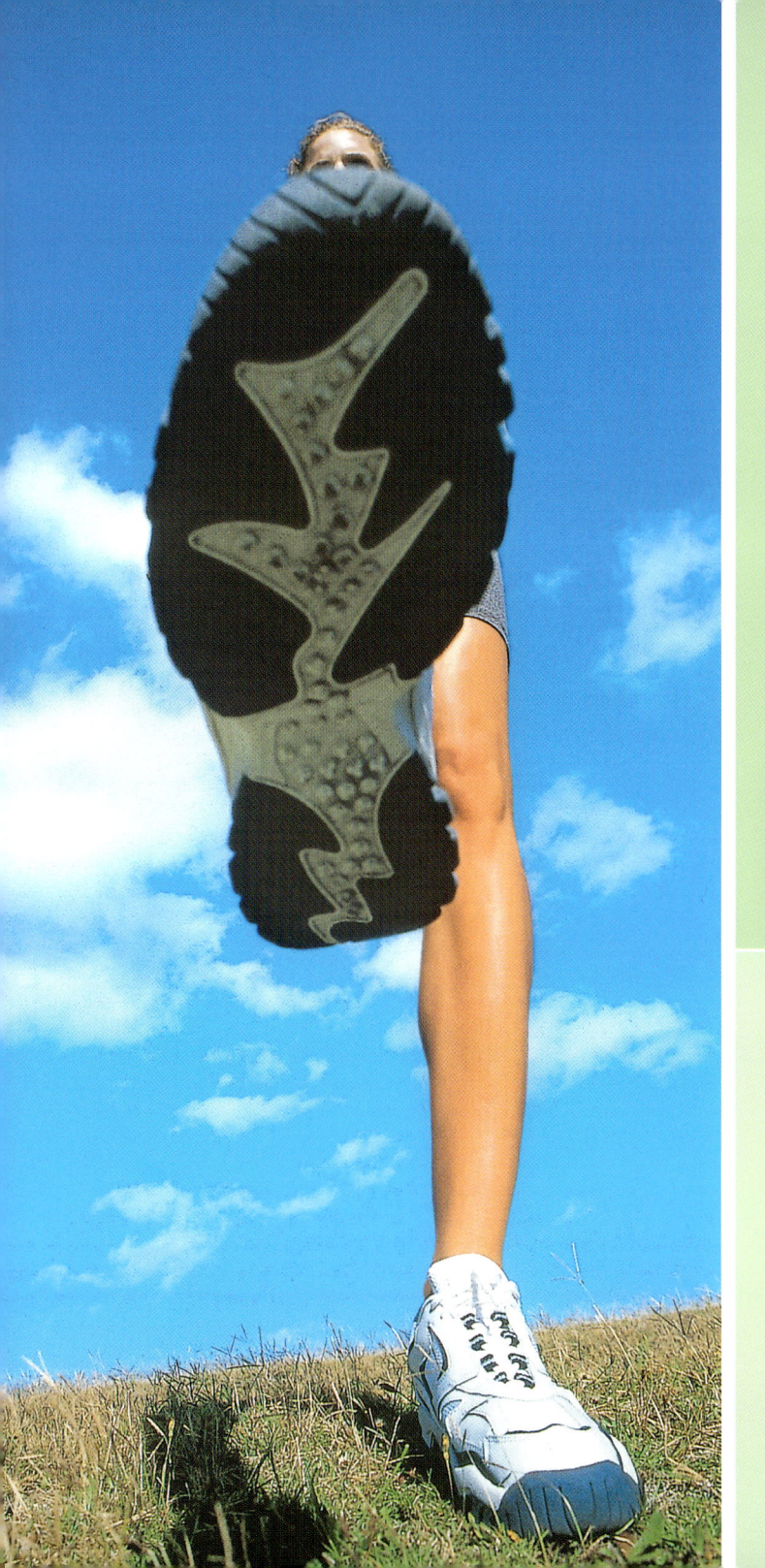

M. Despeghel-Schöne,
D. Alamouti, J. Pütz:
Anti-Aging. Ihr persönliches
5-Punkte-Sofortprogramm.
Egmont vgs verlagsgesell-
schaft 2001

C.-J. Diem: Walking. Grund-
lagen des Ausdauersports.
Meyer & Meyer Verlagsgesellschaft 2002

G. Hoffbauer: Sport bei
Herzerkrankungen.
TRIAS 2002

J. Fischer: Mein langer Lauf
zu mir selbst.
Verlag Kiepenheuer & Witsch
1999

K. Hottenrott, M. Zülich:
Ausdauertrainer Laufen.
Training mit System.
Rowohlt Verlag 1997

H. Klepzig, E.-B- Klepzig:
Der große TRIAS-Ratgeber
Herzerkrankungen.
Trias 2002

H.-W. Müller-Wohlfahrt:
So schützen Sie Ihre
Gesundheit.
Zabert Sandmann Verlag
2001

C. A. Rinzler: Ernährung für
Dummies. mitp 2000

E. Standl, H. Mehnert:
Das große TRIAS-Handbuch
für Diabetiker.
Trias 2001

H. Steffny, U. Pramann:
Perfektes Lauftraining.
Südwest Verlag 1998

T. Steffens, M. Grüning.
Das Laufbuch. Rowohlt Verlag
1999

E. Trunz, J. Freiwald,
P. Konrad: Fit durch Muskeltraining. 37 Trainingstafeln
für Kräftigung und Dehnung.
Rowohlt Verlag 1992

LITERATUR

W. Amler. Fit in 5 Minuten.
Bewegungspausen in Schule,
Seminar, Beruf und Alltag.
TRIAS 1999

B. Anderson, B. Pearl, E. R.
Burke: Die Fitness-Pyramide.
Kraft – Beweglichkeit –
Ausdauer. Oesch Verlag 1997

B. Anderson: Fitness-Basics:
Stretching – Krafttraining –
Ausdauertraining.
Goldmann 2002

ADRESSEN

Allgemeine Informationen
Bundeszentrale für gesundheitliche Aufklärung (BzgA)
Ostmerheimer Straße 220
51109 Köln
Tel.: 02 21 – 89 92-0
http://www.bzga.de

Deutsche Gesellschaft für
Ernährung
Im Vogelsgesang 40
60488 Frankfurt /M.
Tel.: 0 69 – 97 68 03-0
Fax: 0 69 – 97 68 03-99
http://www.dge.de

Lipid-Liga e.V.
Waldklausenweg 20
81377 München
Tel.: 0 89 – 71 91 0-01
Fax: 0 89 – 71 42 6-82
e-mail: Info@Lipid-Liga.de

Gesundheitsconsulting und Beratung
Dr. Michael
Despeghel-Schöne
Gesundheits-Consulting –
Training – Coaching
An der Schnabelburg 10a
78351 Ludwigshafen
am Bodensee
Tel.: 07 77 3 – 93 86 01
Fax: 07 77 3 – 93 86 02
e-mail:
despeghel@despeghel-
partner.de
http://www.despeghel-
partner.de

Deutsche Gesellschaft
für Sportmedizin und
Prävention (Deutscher Sport-
ärztebund) e.V.
Geschäftsstelle
Frau Ulrike Landmann
Hugstetter Straße 55
79106 Freiburg
Tel.: 07 61 – 2 70 74 56
Fax: 07 61 – 2 02 48 81
e-mail: dgsp@dgsp.de

INTERNET-ADRESSEN

Gesundheit und Fitness
http://www.fitness.com
http://www.fitnesswelt.com

Walking
http://www.walking-
online.de
http://www.walking.de
http://www.dgsp.de/
ds-e008.htm

Jogging
http://www.aok.de/
laufend-in-form
http://www.laufen-aktuell.de
http://www.lauftipps.de
http://www.runnersworld.de
http://www.laufcampus.de

Lauftreffs
http://www.lauftreff.de

Deutsche Bibliothek – CIP-Einheitsaufnahme
Bibliografische Information der Deutschen Bibliothek
Die Deutsche Bibliothek verzeichnet diese Publikation in der Deutschen Nationalbibliografie; detaillierte bibliografische Daten sind im Internet über http://dnb.ddb.de abrufbar.

Bildnachweis:
S. 9: Getty Images. S. 10, 12, 14, 15, 19, 20, 22, 24, 32, 34, 37, 38, 41, 46, 50, 51, 54, 57, 58, 60, 66, 68, 74, 76, 79, 82, 84, 87, 94, 95, 102, 103, 106, 108, 110, 112, 114, 115, 121, 123, 126, 128, 129, 130, 132, 133, 135: Mauritius – Die Bildagentur. S. 26: DesignThing, Berlin. S. 28: Okapia (Dr. M. Klein/Peter Arnold, Inc.). S. 63, 78, 86: Stephan Wieland, Düsseldorf/ Cornelis Gollhardt, Köln. S. 56, 70, 122: aus „Gesund, Vital, Schlank", Deutscher Ärzte-Verlag. S. 72, 81: Dirk Fried Karnath, Düsseldorf, www.bluefourd.de. S. 89, 90, 91, Metzgerei Strzelecki, Köln. S. 111: Zefa, Düsseldorf.

Redaktion: Eva Neisser
Produktion: Angelika Rekowski
Umschlagfoto: Image Source AG, Köln
Innenlayout: Petra Lohmeier, Düsseldorf
Umschlaggestaltung: Sens, Köln
Satz und Litho: Berger Grafikpartner GmbH, Köln
Druck: Westermann Druck, Zwickau
Printed in Germany
ISBN 3-8025-1523-4

Besuchen Sie unsere Homepage im WWW: www.vgs.de

Ein weiterer Ratgeber unseres Bestseller-Autors
Michael Despeghel-Schöne

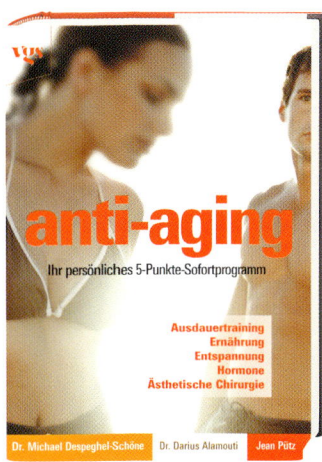

Dr. Michael Despeghel-
Schöne, Dr. Darius Alamouti
und Jean Pütz

ANTI-AGING

**Ihr persönliches 5-Punkte-
Sofortprogramm**

192 Seiten
ISBN 3-8025-1458-0

**Die Frage ist nicht, *OB* wir in Zukunft älter werden,
sondern *WIE*.**

Die Zukunft unserer Gesundheit liegt in der Prävention.
Wer rechtzeitig die richtige Lebensstrategie wählt, hat gute
Chancen, seine Alterung zu verlangsamen.

Das Expertenteam dieses neuen Anti-Aging-Programms zeigt
Ihnen konkret, praktisch und kompetent, wie Sie gegen die
Symptome des Alterns vorgehen können. Es diskutiert Ausdauertraining, Ernährungsfragen und den neuesten Stand der
Anti-Aging-Forschung, klärt Sie über Hormonkuren auf und
liefert Ihnen Informationen zu den Möglichkeiten der ästhe-
tischen Chirurgie.

Das erste Programm, das auf Ihr individuelles Anti-Aging-Profil
eingeht – mit persönlichem Nachcoaching durch
Dr. Desphegel-Schöne!

vgs verlagsgesellschaft, Köln
www.vgs.de

Forever fit!

Weitere Gesundheitsratgeber bei Egmont vgs

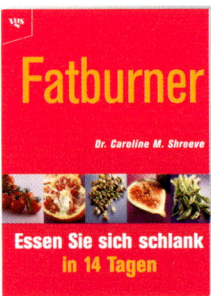

3-8025-1495-5

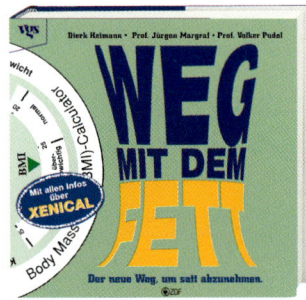

3-8025-1373-8

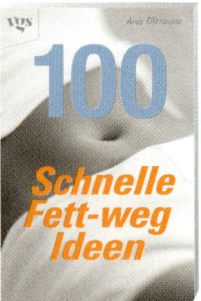

3-8025-1448-3

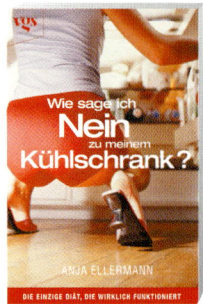

3-8025-1504-8

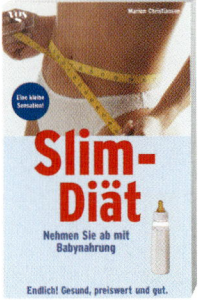

3-8025-1485-8

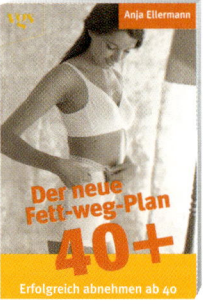

3-8025-1481-5

www.vgs.de